协和医生答疑丛书

中国医学科学院健康科普研究中心推荐读本

乳腺疾病

145个怎么办

顾　问　黄汉源

主　编　孙　强　周易冬

编　者　（以拼音字母顺序排列）

关竞红　　林　燕　　茅　枫

潘　博　　沈松杰　　王常珺

王雪霏　　王学晶　　徐　颖

徐雅莉　　张晓辉　　钟　颖

张燕娜

 中国协和医科大学出版社

图书在版编目（CIP）数据

乳腺疾病145个怎么办／孙强，周易冬主编. —北京：中国协和医科大学出版社，2013.4

ISBN 978－7－81136－834－5

Ⅰ. ①乳… Ⅱ. ①孙… ②周… Ⅲ. ①乳房疾病－防治 Ⅳ. ①R655.8

中国版本图书馆 CIP 数据核字（2013）第 038923 号

乳腺疾病 145 个怎么办

主　　编：孙　强　周易冬
责任编辑：郭广亮

出版发行：**中国协和医科大学出版社**
　　　　　（北京东单三条九号　邮编100730　电话65260378）
网　　址：www. pumcp. com
经　　销：新华书店总店北京发行所
印　　刷：北京佳艺恒彩印刷有限公司

开　　本：700×1000　　1/16 开
印　　张：8.75
字　　数：100 千字
版　　次：2014 年 1 月第 1 版　　2014 年 1 月第 1 次印刷
印　　数：1—5000
定　　价：26.00 元

ISBN 978－7－81136－834－5

（凡购本书，如有缺页、倒页、脱页及其他质量问题，由本社发行部调换）

前　言

　　在繁忙的临床工作中，我们总感到给每位就诊者讲解的时间太短了，对他们的关怀远远不够。可是，每个门诊单元时间内通常需要接待 80 ~ 120 位就诊者，门诊后还要去医治住院患者、做科学研究、进行临床教学……很多老病人心疼地对我们说："你们太辛苦了！注意身体啊！"为了解决医生与每位就诊者交流时间较短的问题，北京协和医院乳腺外科全体医护人员通力合作，将临床工作中患者经常提出的问题汇编成这本科普读物，旨在解决就诊者常常遇到的问题，同时有利于乳腺癌常见知识的宣传、普及。

　　临床工作中收集到的问题非常多，经过仔细分析、筛选，最终选择具有代表性的 145 个问题，包括：乳腺常见疾病 8 问、乳腺癌的基本知识 43 问、乳腺癌的早期预防 19 问、乳腺疾病的诊断 12 问、乳腺癌的治疗 26 问、乳腺癌术后及康复 22 问，其他常见问题 15 问。北京协和医院乳腺外科全体医护人员根据这些问题给出了专业、通俗易懂、贴心的回答，并插入了临床工作中精心收集的照片，将乳腺癌相关各方面的知识都融汇其中。另外，针对部分患者对专业知识的需求，我们将常见的 9 个方面的专业知识作为附件列在本书最后，以供参考。通过阅读本书，相信能够详细了解乳腺癌发病高危因素相关知识、知晓乳腺癌筛查常用方法、熟悉乳腺癌常见的治疗手段、能够有计划地开展乳腺癌术后康复活动等。

本书在编写过程中，得到了北京协和医院粉红花园志愿者们的大力支持，她们针对初稿提出的中肯意见，在保证本书的通俗性、易懂性、生动性、全面性等方面做出了巨大贡献。还要感谢门诊的部分热心就诊者，她们也对本书的修改定稿工作给予了无私的帮助。

由于编写时间较短，本书难免存在一些欠妥之处，恳请广大读者指正。如果读者有本书没有涵盖的乳腺疾病相关问题，可以到北京协和医院乳腺外科咨询，或者发邮件至 pumchsun-qiang@126.com，我们会定期回复邮件。

编　者

目 录

第一部分　乳腺常见疾病

第二部分　乳腺癌的基本知识

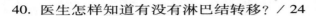
第三部分　乳腺癌的早期预防

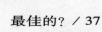
第四部分　乳腺疾病的诊断

第五部分　乳腺癌的治疗

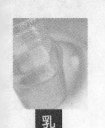

第七部分　其　　他

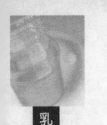

附　件

第一部分
乳腺常见疾病

1. 乳房湿疹是怎么回事，该如何预防和治疗？

乳房湿疹多见于哺乳期女性，表现为乳头、乳晕、乳房暗红斑，可伴糜烂、渗出和裂隙，可单侧或对称发病，瘙痒明显，发生裂隙时可出现疼痛。可仅发生于乳头部位。

预防乳房湿疹应注意不要用过热的热水冲洗乳房，防止过度搔抓刺激，尽量避免辛辣食物刺激，穿棉质内衣。可在医生指导下使用外用药膏治疗，避免自行使用含激素类的药物治疗。如果乳房湿疹治疗2~3个月未愈，需及时行进一步检查除外乳房佩吉特病（Paget's病）。乳房佩吉特病临床表现与乳房湿疹类似，主要表现为乳头脱屑、组织液渗出（患者常常描述为"流黄水儿"）、结痂，痂皮脱落后会再次循环出现上述表现，任何治疗湿疹的药物都不起作用。某些情况下，乳房湿疹与佩吉特病非常难以鉴别，需要到皮肤科进行"活检"以明确诊断。

2. 浆细胞性乳腺炎是什么？怎么治疗？预后怎样？

浆细胞性乳腺炎是乳腺炎症的一种。普通乳腺炎是由于乳汁淤积同时伴随细菌感染导致的，临床表现为全身发热，乳房局部红、肿、

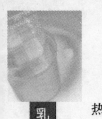

热、痛，抽血检测发现白细胞增多，应用抗生素治疗后效果明显，一般不复发，再次出现乳汁淤积合并细菌感染时可再发。而浆细胞性乳腺炎通常不伴随细菌感染，其发病原因并不十分清楚，大部分观点认为是由于导管内的脂肪性物质堆积、外溢，引起导管周围化学性刺激和免疫性反应，伴随大量浆细胞浸润导致的。其临床表现为伴或不伴有全身发热，乳房局部红、肿、热、痛常常不如普通乳腺炎明显，局部破溃后可形成窦道甚至瘘管，可以继发细菌感染。不伴随细菌感染时，抽血检测常常没有白细胞增多，应用抗生素治疗可以延缓病情发展，但无法根治。浆细胞性乳腺炎保守治疗多无效，经常出现用抗生素后能稍加控制病情，停用后病情继续发展的棘手情况。当出现窦道或瘘管时，如果手术仅仅切除窦道和瘘管，也是无法根治的，表现为一段时间之后出现复发。罹患浆细胞性乳腺炎的患者非常痛苦，经常四处求医几年不能彻底解决问题，甚至怀疑自己得了乳房恶性肿瘤。

其实，浆细胞性乳腺炎的治疗依赖于手术彻底清除病变组织，术中需要进行仔细观察，将病变累及的部分进行彻底切除，切除得越彻底，才能最大程度降低复发的可能性。早期浆细胞性乳腺炎经过彻底切除和换药后，可以达到根治，乳房外形通常也较好。晚期浆细胞性乳腺炎彻底切除十分困难，常常需要将绝大部分的乳腺组织切除掉，严重时会出现皮肤切除过多而导致缝合困难、乳房外形难看、甚至完全失去乳房外形。总之，越早切除越好，切除得越彻底越好，虽然浆细胞性乳腺炎属于良性疾病，但是失去最佳的治疗机会有可能导致失去乳房。

3. 乳腺囊肿是怎么形成的，应该怎么处理？

乳腺囊肿是由于乳腺导管、小叶异常改变导致的。在囊肿形成过程中小叶的腺泡分化为微囊肿，并可能接着扩张成更大的囊性乳房肿块。这种囊性乳房肿块是普遍存在的，特别是在绝经前的妇女中。囊性肿块通常较柔软，随着月经周期可急剧变化。单纯囊肿其实就是有囊壁包裹的液体。

超声证实的囊肿可以仅作观察而不做任何处理。超声显示复杂或不典型囊肿应该引起重视，主要表现为囊壁增厚（尤其不均匀增厚）、囊壁上血流丰富、囊内壁出现新生肿物（即囊实性肿物）等。出现上述情况时，有可能是导管内乳头状瘤，需开放活检除外是否恶变。

4. 乳腺脂肪坏死是什么意思，怎么与乳房其他疾病鉴别，是否需要手术？

乳房脂肪坏死是乳房外伤后脂肪无菌皂化的结果。脂肪坏死可以是钝伤或锐伤的后遗症，也可见于乳房肿瘤切除术、缩乳手术、乳房重建术、乳房感染、扩张的乳晕下导管自发撕裂及放疗。常见于40~52岁的女性，典型表现是小、坚硬、无痛、边界不清、固定于周围乳腺组织中的肿块。术前检查很难与乳腺癌鉴别，对于有明显外伤史和经X线及超声检查有特异性脂性发现的患者可临床观察，许多患者因无法鉴别而需要进行手术切除。

5. 怀孕时更容易患哪些乳腺疾病？

怀孕时，乳房会由于性激素水平持续高水平状态，导致乳房体积明显增大并且质地坚实，从而使乳房疾病的诊断变得困难。所以在孕前进行乳房检查是明智的。孕期特有的乳腺疾病改变包括小叶增生、积乳囊肿、泌乳腺瘤和哺乳期乳腺炎。大部分患者所发现的情况与非哺乳期女性一致，按发生频率依次为纤维腺瘤、脂肪瘤、乳头状瘤、纤维囊性病、积乳囊肿和炎性病变。孕期同样也有可能患乳腺癌，孕期发现乳腺肿块，一定要及时就诊。

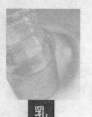

 6. 乳房血肿是怎么回事，如何处理？

乳房血肿多是由外伤或治疗原因引起的，乳房自发性血肿很少表现为恶性，其典型表现为淤斑、疼痛和柔软的乳房肿块。微小的外伤有时也会引起血肿。汽车安全带能导致乳房损伤，患者表现为受箍束的部位出现淤斑和血肿沿胸壁呈条带状分布。司机左乳内侧和右乳内下象限最常受牵连。高速行车时系安全带的情况下也可看到乳房血肿。医源性血肿通常是自限性的，最好的是加压包扎和镇痛药。对怀疑恶性者可以针刺活检。仅在活检术后、血肿逐渐增大的患者，应在手术室行清创止血。

 7. 乳房皮肤过敏怎么办？

乳房皮肤过敏，与全身皮肤过敏症状相似。都有皮肤发红，偶有皮疹出现，瘙痒难耐。但乳房皮肤过敏与其他各处皮肤过敏不同的是，多有明确的过敏原（近期接触乳房皮肤的衣物）。因此，远离过敏原为首要治疗方法。以下是治疗原则：

● 远离过敏原，选择更换合适的文胸。

● 局部皮肤如过敏症状严重可酌情使用各种抗过敏软膏，必要时建议到医院的变态反应科就诊，在医生指导下服用抗过敏药。

● 如皮肤瘙痒影响休息，可于睡前口服部分促进睡眠和抗过敏药物。

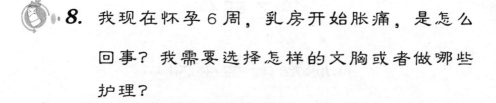

8. 我现在怀孕6周，乳房开始胀痛，是怎么回事？我需要选择怎样的文胸或者做哪些护理？

一般来说，孕期乳房胀痛都是正常的现象。因为一些妇女在怀孕40天左右的时候，由于胎盘、绒毛大量分泌雌激素、孕激素、催乳素，致使乳腺增大，而产生乳房胀痛，重者可持续整个孕期，不需治疗。其实，乳房胀痛也是怀孕最早的征兆之一，通常从4~6周开始，持续整个孕早期（孕期前3个月里）。

那么，该如何缓解孕期乳房胀痛的症状？

我们认为要减轻乳房胀痛最好的办法就是去买几个质地好的、能够支持你胸部的胸罩。去大的百货商场或母婴用品商店，请有经验的售货员帮你选择。棉质胸罩比人造纤维的要舒适些，透气性也会更好。可以试试哺乳胸罩。在孕晚期，也许值得你去买一种可以从前面解开的哺乳胸罩，如果你预备进行母乳喂养，反正会用得着的。在夜间，你可以试试柔软的、宽松的棉质胸罩。因为你的乳房在孕期中变重了，锻炼的时候，合身的、有良好支撑作用的胸罩对你来说显得尤为重要。特地为运动设计的胸罩有很好的支撑作用，会减少你的不舒适感。

第二部分

乳腺癌的基本知识

9. 什么是乳腺癌？

"癌症"一词在日常生活中司空见惯，大多数人会"谈癌色变"，或惊恐、或感慨、或遗憾地说"某某某得癌症了"！那么，到底什么是乳腺癌呢？顾名思义，就是发生在乳腺部位的恶性肿瘤。乳腺中的导管上皮细胞或者乳腺终末小叶上皮细胞发生恶变，异常快速增殖，形成的乳腺肿物即为乳腺癌。乳腺癌的学术定义临床应用较少，感兴趣的读者可以参见附件1。

10. 乳腺癌的发病机制是什么？

多年来专业人员一直在致力于研究乳腺癌的发病机制，附件1中有详细的介绍。简而言之，乳腺癌是在遗传因素和环境因素的共同作用下发生的。遗传因素主要指乳腺癌家族史，属于"不可改变"的乳腺癌发病高危因素。一级亲属（包括妈妈、姐妹）中有乳腺癌患者时，乳腺癌发病危险性增加；二级亲属（包括姑姑、姨妈等）中有乳腺癌患者时，发病危险性亦有增加，但较一级亲属乳腺癌家族史危险性略有下降。环境因素主要指初产年龄、哺乳史、避孕药使用情况、精神压力等，属于"可以改变"的乳腺癌发病高危因素，是乳腺癌预防工作的重点，初产年龄早、母乳喂养、没有吃过避孕药以及精神愉悦等都是降低发病危险性的环境因素（见附件2）。

11. 肿瘤分期是什么意思？如何知道我的肿瘤是早期还是晚期的？

可以说，乳腺癌患者术后最关心的问题就是"我是早期的？还是晚期的？"听到医生说是早期的就笑逐颜开，如果说"比较晚"就垂头丧气。

其实患者关心的"早期"和"晚期"，自己也说不清楚具体是什么意思，有些人问医生"既然你说我是早期的，那为什么还做化疗啊？"主要原因是医生理解的早期和患者理解的早期是有一定区别的。判断一个患者属于"早期"还是"晚期"是一件很复杂的事情，医生需要根据"病理报告"进行肿瘤 TNM 分期（见附件3），再根据TNM 分期确定临床 0 期、Ⅰ期、Ⅱ期、Ⅲ期、Ⅳ期，目前将临床 0期、Ⅰ期、Ⅱ期的患者统称为早期患者，将Ⅲ期、Ⅳ期患者统称为晚期患者。TNM 都是英文的缩写，T 代表肿瘤大小，N 代表腋窝淋巴结转移情况，M 是指是否存在远处转移。只有三个病理信息都能准确提供的时候，才能进行准确的病理分期。因此门诊中很多患者家属拿着厚厚一沓病例资料来会诊，医生也无法准确告诉其患者的分期，就是因为上述信息不全。

需要指出的是，TNM 病理分期是一个治疗和预后评价的依据，但不是唯一的依据。医生会根据每个人的具体情况，如年龄、TNM分期、肿瘤分化程度、增殖指数、雌孕激素受体状态、Her-2 受体状态等等一系列指标对病人的病情和预后进行综合的判断和评估，来为每一位患者制定适合个人的最佳治疗方案。

 12. Ki-67 是什么？

Ki-67 是在 1983 年由 Gerdes 等学者发现的细胞增殖标志物，当

第二部分 乳腺癌的基本知识

/ 7 /

Ki-67 高表达时表示细胞增殖活跃。已经有多项研究发现，Ki-67 在多种恶性肿瘤中呈现过度表达，其表达水平可用于评价肿瘤细胞的增殖状态以及肿瘤的生物学行为，与多种恶性肿瘤的发展、转移、预后有关。如果以百分数的形式（％）来评价免疫组化染色呈现 Ki-67 阳性的细胞占所有细胞的百分比，那么就称为增殖指数。

Ki-67 增殖指数的具体数值高低不可一概而论，但一般认为，如该指数＜10％，则肿瘤仅为低度恶性，其增殖速度较低；如＞10％则为中等的增殖速度；如＞30％则增殖速度较高；如＞50％则肿瘤增殖速度快，恶性度很高；如果 Ki-67 达到80％～90％，则肿瘤增殖速度极快，恶性度非常高。

13. 了解乳腺癌的发病原因与过程有什么意义？

了解乳腺癌的发病原因，有助于有意识地认识及避免乳腺癌发病高危因素，降低乳腺癌发病危险性。对于乳腺癌患者，了解乳腺癌的发病过程，有利于了解自己的疾病所处的阶段，能够积极准确的配合治疗，同时减少不必要的恐慌。

14. 什么是乳腺叶状肿瘤？

乳腺叶状肿瘤典型的临床表现为体积较大的单发肿物，相对少见，仅占乳腺肿瘤的 0.3％～0.5％，其性质介于乳腺良性肿瘤和恶性肿瘤之间，医学上称之为"交界性"肿瘤。治疗上以手术切除为主。由于乳腺叶状肿瘤易于复发，因此手术后需严密随诊，复发时需要再次手术。

15. 我才20多岁，应该不会得乳腺癌吧？

乳腺癌发病危险性与年龄密切相关，先请大家看表2-1。

表2-1　各时间段乳腺癌的发病年龄及构成比（例,%）

临床项目	时间段(年)						
	1975～1980年（Ⅰ段）	1985～1986年（Ⅱ段）	1990～1991年（Ⅲ段）	1995～1996年（Ⅳ段）	2000～2001年（Ⅴ段）	2005～2006年（Ⅵ段）	平均
病例数	132	63	77	154	331	335	1092
平均发病年龄(岁)	50.90	49.30	49.19	52.21	53.28	53.52	52.40
年龄构成							
20～29岁	2(1.5)	2(3.2)	3(3.9)	4(2.6)	1(0.3)	4(1.2)	16(1.5)
30～39岁	18(13.6)	11(17.5)	16(20.8)	12(7.8)	33(10.0)	27(8.1)	117(10.7)
40～49岁	45(34.1)	21(33.3)	23(29.9)	53(34.4)	118(35.6)	112(33.4)	372(34.1)
50～59岁	35(26.5)	15(23.8)	18(23.4)	39(25.3)	73(22.1)	95(28.4)	275(25.2)
60～69岁	8(21.2)	10(15.9)	12(15.6)	31(20.1)	70(21.1)	53(15.8)	204(18.7)
≥70岁	4(3.0)	4(6.3)	5(6.5)	15(9.7)	36(10.9)	44(13.1)	108(9.9)

　　表2-1是对北京协和医院不同时间段收治的乳腺癌患者的发病年龄及其构成比的统计结果。根据上图我们不难看出，尽管绝大多数的乳腺癌发生在围绝经期和绝经后，30岁以下乳腺癌发病率极低，但并不为零。国外与我国报道的乳腺癌患者最低年龄均为14岁，也就是说，20多岁的女性患乳腺癌的危险性虽然很小，但同样需要关注乳腺健康，采取必要的预防措施。出现一些自己无法判断的异常情况时，应该积极到医院就诊。

16. 我很胖，是不是更容易得乳腺癌？

答案是肯定的！没错，胖人更容易得乳腺癌。众所周知，乳腺癌的发生、发展与雌激素有关，妇女体内雌激素的来源主要为卵巢和脂肪组织，而体内较高的雌激素水平又与月经初潮年龄早、行经时间长、绝经年龄晚等乳腺癌危险因素相关，因此肥胖患者乳腺癌发病率略有增高。美国癌症学会的研究人员在跟踪调查 4.4 万名女性后发现，成年后体重增加 27kg 以上的女性患乳腺癌的概率是成年后体重增加 10kg 的女性的 2 倍。我国上海市曾经对 537 名正常人与患者进行对照研究，发现摄入脂肪多者患乳腺癌的相对危险性增高 2.72 倍，特别是绝经后的肥胖女性，风险增加尤其显著。而腹部肥胖比臀部及大腿肥胖的女性，患乳腺癌的风险性更高。北京协和医院承担的国家十一五课题，研究乳腺癌发病高危因素时发现，体重指数（BMI）≥24 时，乳腺癌发病危险性存在不同程度的增高。因此，人们常说腰围与寿命成反比。除了分泌雌激素外，脂肪细胞也能分泌其他多种细胞因子，如血管内皮细胞生长因子（VEGF）、肝细胞生长因子（HGF）、脂联素等，来促进乳腺癌的发生、进展、增殖和血管生成。研究证实，如果把脂肪细胞与乳腺癌细胞在体外共同培养，可促进乳腺癌细胞生长。所以，请保持体型。

注：体重指数（body mass index，BMI）是衡量一个人是否肥胖的重要指标，体重（千克）与身高^2（米）之比值即为体重指数，例如一个体重 52.5 千克、很高 1.68 米的女性，其体重指数 = $52.5/1.68^2$ = 18.60，即为正常体型；而一个体重 95 千克，身高 1.72 米的女性，其体重指数 = $95/1.72^2$ = 32.11，即为肥胖体型。所以，请计算一下自己的 BMI，如果 BMI≥24，请注意保持体型，一般认为，BMI 指数控制在 18~21 为理想体重，21~24 为可接受体重，≥24 就会与多种疾病相关，除乳腺癌之外，常见的有高血压、高血脂、糖尿病等。

17. 我得过乳腺良性疾病，是不是意味着我更容易得乳腺癌？

笼统来讲，乳腺良性疾病与乳腺癌发病危险性具有一定相关性。但是，乳腺良性疾病种类较多，各种疾病与乳腺癌发病危险性的相关性大小不尽相同，应该区别对待。当您向乳腺科医生咨询时，需要提供乳腺良性疾病的详细病理类型，否则无法得到准确的答复。

乳腺良性疾病通常可分为三类，分别是非增生性病变、单纯增生（无"不典型增生"）及不典型增生。乳腺非增生性病变主要包括单纯性囊肿、乳腺炎、导管扩张等，通常认为其并不增加乳腺癌风险。需要注意的是，如果影像学检查提示乳腺囊肿内出现分隔，或是囊壁薄厚不均，怀疑有实性成分凸向囊肿内部，或是囊壁出现血流时，就应立即到医院就诊。单纯增生（无"不典型增生"）包括纤维腺瘤、导管内乳头状瘤等。纤维腺瘤是年轻女性乳腺肿物的常见病因，其典型表现为 1~2cm 大小的、光滑的、界限清楚的可移动性肿物。没有达到"不典型增生"级别的乳腺单纯性增生疾病，仅会增加 1.5~2 倍乳腺癌发病风险。单纯增生性疾病得到恰当治疗后，患者无需担心乳腺癌的发生，定期到专业医疗机构体检复查即可。不典型增生在乳腺肿物患者中占 2%~4%，与乳腺癌发病风险性显著相关，文献报道不典型增生患者乳腺癌发病危险性会增加 6 倍，因此需积极治疗及密切随访。

需要注意的是，高危因素并不意味着一定会患乳腺癌，而仅仅是相对危险性增加，只要能做到积极的定期检查，包括乳腺外科专业医师的体检，以及 B 超、钼靶等影像学检查，就有希望早期发现可疑病变，并得到早期诊治的机会。

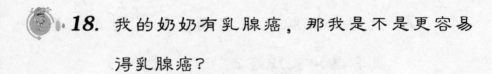

18. 我的奶奶有乳腺癌，那我是不是更容易

　　得乳腺癌？

　　门诊常常有因为家里出现乳腺癌患者而来就诊的女性，希望自己也能检查一下，以排除乳腺癌。确实，奶奶属于三级亲属（亲属分级详见第 19 问），会带来一定的遗传易感性，即会增加提问者的乳腺癌发病危险性。现在，越来越多的女性会因为亲属中出现乳腺癌患者，而主动到医院寻求健康咨询，这说明乳腺癌的相关医学常识正在普及，"有病才治"的医疗模式正在转变为"无病先防"的健康模式，这个转变是可喜的。

19. 家族中有人患乳腺良性疾病或者乳腺癌，

　　是不是会增加乳腺癌发病危险性？

　　家族中有人患乳腺良性疾病，不增加乳腺癌的发病危险性，不需要紧张。但临床上出现过姊妹几个都经历过不止一次乳腺良性肿物切除手术的情况，因此可以推测亲缘关系很近的亲属发生乳腺良性疾病，可能会增加乳腺良性疾病的发生机会。

　　家族中出现乳腺癌患者时，会增加其亲属的乳腺癌发病危险性，但亲缘关系不同，发病危险性大小亦不同。简单介绍一下亲属级别的概念：医学上可以将亲属级别划分为三级，分别为一级亲属、二级亲属和三级亲属，其与乳腺癌发病危险性关系强度是逐渐减弱的。

- 一级亲属包括自己的母亲、女儿、姐妹。
- 二级亲属包括姑妈、姨妈、表/堂姐妹。
- 三级亲属包括（外）孙女，（外）祖母。

　　可见，一级亲属增加乳腺癌的发病危险性最明显。不过，除亲缘关系外，家族中的乳腺癌患者例数也是一个重要的问题，即母亲和姐姐均患有乳腺癌的女性，其发病危险性要高于那些仅母亲出现乳腺癌的女性。同时，乳腺癌发病年龄也起着重要作用，母亲发病年龄越小（尤其≤30岁），则其女儿发生乳腺癌的危险性更大，罹患乳腺癌的危险性越高，应接受较高频度与强度的定期检查。

现实生活中还存在一些特殊情况，如父亲是乳腺癌患者，这时如何判别呢？如果亲属中出现男性乳腺癌患者，应该比出现女性乳腺癌更要提高警惕，因为男性乳腺癌常常提示更强的遗传背景、基因突变或遗传异常；大约20%的男性乳腺癌患者其自身都有明确的家族史。那么同父异母或者同母异父的姐妹情况怎样呢？这个目前尚没有统一的评价标准，但疾病的遗传背景是以亲缘关系远近来划分的，所以推测上述两种情况的家族遗传背景比同父同母的姐妹稍弱一些，同父异母姐妹会比同母异父姐妹更弱一些。

20. 乳腺良性增生与乳腺癌有关系吗？

乳腺良性增生属于非增生性乳腺良性疾病，并不增加患乳腺癌的风险，无需担心。目前，很多查体机构给出"乳腺增生"的结论，导致很多人不知道应该如何处理而到医院就诊。既然乳腺良性增生不增加乳腺癌发病危险性，那么定期检查即可，无需因为"乳腺良性增生"而到医院就诊。

21. 乳腺增生的程度不同，乳腺癌的发病危险性也不同吗？

目前，乳腺疾病引起大家广泛关注，很多体检机构都将乳腺检查列为必查内容，体检报告给出的结论往往是"轻度乳腺增生""中度乳腺增生"或者"重度乳腺增生"。一般，被诊断为"重度乳腺增生"的女性会比较担心。其实，乳腺增生的轻、中、重没有统一标准，没有必要进行这样的分级。乳腺增生主要考察的还是增生的类型。如上所述，乳腺良性增生不增加患乳腺癌的风险，没有达到"不典型增生"级别的乳腺单纯性增生疾病，仅会增加 1.5～2 倍患乳腺癌的风险，在疾病本身得到治疗之后，患者并不用过于担心乳腺癌的发生，定期到专业医疗机构体检复查即可。不典型增生患者乳腺癌发病率增加 6 倍，因此需积极治疗及密切随访。

22. 卵巢疾病会增加乳腺癌的发病危险性吗？

卵巢疾病多种多样，大部分都与乳腺癌没有关系，小部分有一定相关性，如卵巢癌等。

卵巢主要分泌雌激素和孕激素，雌激素促使乳腺导管发育增生，而孕激素促进乳腺小叶的发育增生。因此对于青春期女性而言，正常的卵巢功能是乳腺良好发育的必要条件。成年后，雌激素的过度刺激有可能增加乳腺癌的发病危险性，因此对于那些由于卵巢疾病而接受双侧卵巢切除术的患者，不但不增加乳腺癌的发生概率，还会对乳腺有一定的保护作用。

但对于卵巢癌患者则不尽相同。因为，卵巢癌患者常常伴随出现 BRCA1 和 BRCA2 基因突变，当 BRCA 基因存在突变的女性患卵巢癌时，即使进行了双侧卵巢切除，其乳腺癌的发病危险性依然比普通女性高。国外目前已经开展了针对 BRCA1 和 BRCA2 的检测；对于高危患者，可以进行预防性乳腺切除。国内目前也可开展相应检测。因此卵巢癌患者应定期接受乳腺检查，必要时加做基因检测。

23. 甲状腺疾病增加乳腺癌的发病危险性吗？

这个问题与上一个问题类似。甲状腺疾病也是多种多样的，甲状腺疾病基本上与乳腺癌没有关系，如甲状腺功能亢进或减低（即通常所说的甲亢和甲减）、各类甲状腺炎症（如亚急性甲状腺炎及桥本甲状腺炎）以及各类甲状腺肿瘤（良性如甲状腺腺瘤、恶性如甲状腺癌等）等。

近年来，甲状腺癌的发病率有所提高，广大女性对甲状腺的重视程度也在相应提高。我院随诊的乳腺癌患者定期复查过程中进行甲状腺彩超检查，确实发现了一部分病例，但尚没有完全的统计资料。

24. 工作和生活压力大与乳腺癌有关系吗？

有关系。北京协和医院最近开展的一项流行病学调查中，考察了生存压力（包括生活压力和工作压力）与乳腺癌发病危险性之间的关系。调查采取自评压力大小的方法：告知被调查者，她认为毫无压力的生存状态记为0，压力非常大、几乎不能承受的生存状态记为9，请她用0～9当中的某一个数字描述自己近一年来的压力情况，数字越大压力越大。调查结果显示，自评压力5～9的女性乳腺癌的发病率远远高于自评结果为1～4者，自评压力为0者患病率最低。根据这项调查结果就不难理解为何离异、丧失亲人等遭遇生活打击事件的女性，其乳腺癌发病率明显提高。因此当生存压力过大时，无论是来自工作还是生活，都应该主动寻求减压途径，舒缓压力。压力大往往伴随着情绪不佳，如愤怒、抑郁、烦躁等，如果找不到减压途径，尽量控制这些负面情绪也许会有一定帮助。

25. 豆制品饮食与乳腺癌有关系吗？

豆制品营养丰富，经常出现在老百姓的餐桌上，但不代表吃得越多越有利于健康，因为"均衡膳食"很重要。那么，豆制品与乳腺癌之间到底有没有关系呢？关于这个问题的研究非常多，但都没有给出明确的结论，可能是因为豆制品成分较多、烹饪方法各异以及摄入量难以定量。可以肯定的是，豆制品中确实含有纯天然的植物雌激素"大豆异黄酮"（各种豆制品中的含量各异），但含量较低，正常摄入量不会增加乳腺癌的发病危险性，也不会影响乳腺癌患者的健康。因此，适度摄入豆制品与乳腺癌没有关系。

 ## *26.* 吸烟会增加乳腺癌的发病概率吗？

虽然吸烟的女人总是给人一种神秘的魅力，但现实的情况是，吸烟会诱发乳腺癌。为什么吸烟诱发乳腺癌呢？烟草里含有数种致癌物质，女性尼古丁代谢速度比男性更快，因此吸烟与被动吸烟对女性的健康损害都比男性更大。有的研究在吸烟女性的乳液中发现了多种烟草成分，这显示了吸烟对乳腺的直接影响。乳房上皮细胞的表面有某种尼古丁受体，这种受体在尼古丁持续刺激下，细胞过度反应，会自动活化再发展出更多的受体，久而久之，造成细胞癌变与肿瘤增殖。有调查研究显示，吸烟妇女死于乳腺癌的比例比不吸烟妇女高16%～25%。

美国科学家最近的多项研究结果均表明，与不吸烟的女性或与曾经吸烟但已戒烟的女性相比，吸烟女性患上乳腺癌的机会明显要大；而且有吸烟史的女性即便在她们已经戒烟长达20年后也是如此。此外，长期的被动吸烟，也就是吸二手烟也会明显增加乳腺癌的风险，如果是在童年接触更是如此。这些研究常涉及数千到数万名女性，具有较为可信的大样本量，提示我们需要对吸烟行为进行干预，特别是防止青少年吸烟。对老年妇女而言也是如此，最近发表在《癌症原因和控制》的一份研究报告称，长期吸烟会使绝经后的老年妇女患乳腺癌的危险性增加40%。

可能有的女性朋友认为上述吸烟增加乳腺癌风险是西方女性的专利，认为是白种人的基因易感性造成的，东方女性吸烟并无大碍。真的是这样吗？最近日本的学者也公布了他们的大样本流行病学研究结果，无论是主动吸烟还是被动吸二手烟，吸烟对东方女性而言也会显著增加罹患乳腺癌的风险。因此研究者大力倡导东方女性戒烟并避免吸二手烟，以降低乳腺癌的发病风险。

吞云吐雾固然魅惑，但因此得病就不好了。珍爱生命，健康生活；不要为了一时的时尚轻松而毁掉了可能永远都找不回来的做女人的感觉。

27. 饮酒会增加乳腺癌的发病概率吗？

大量饮酒无疑会增加乳腺癌的发病危险性，但少量饮酒与乳腺癌的关系尚不明确。

在最近《英国医学杂志》刊登的一项研究中，来自英国、德国、法国、意大利等 8 个欧洲国家的研究人员联合调查了超过 36 万人的数据，结果发现，男性癌症病例中约 10% 都和饮酒有关，而女性癌症病例中约 3% 与饮酒有关。研究人员指出，酒精在体内分解所产生的一些有害物质可能引起多种癌症，如乳腺癌、肝癌、肠癌、口腔癌、喉癌、食管癌等。那些经常饮酒过量的人患癌症的比例尤其高。研究人员因此呼吁人们为了身体健康应该减少饮酒量。

饮酒与乳腺癌之间的相关性已经很明确。多项研究均提示，饮酒与乳腺癌之间存在剂量－反应关系，即乳腺癌发生概率与饮酒剂量相一致；有研究对 32 万女性调查显示：每天饮用 2～6 杯酒精饮品（相当于 30～60g 酒精）的女性，比不饮酒者患乳癌机会高出 41%；若减少至每天饮用 1 杯酒（相当于 10g 酒精）仍高出 9%。这意味着，即使是 10g 酒精也显著增加乳腺癌的发生概率。而且，饮酒时间越长，危险性就越显著。更重要的是，在已经罹患乳腺癌之后，如继续饮酒可以增加对侧乳腺癌的发生概率。如果比较"近期饮酒"和一生中"曾经饮酒"这两个因素在导致乳腺癌危险性上的差异，发现近期饮酒明显增加罹患乳腺癌的风险。因此，对于饮酒的健康人或者乳腺癌患者，如果能够戒酒，可以降低发生乳腺癌或对侧乳腺癌的危险性。

对男性而言，过量饮酒最终会导致雌激素在男性体内积蓄，引起乳房肥大，爱喝酒的男人得乳腺肥大的概率要比常人高15%。同时增加罹患乳腺癌的概率。男性患乳腺癌的数量目前正在逐年上升，每百名乳腺癌患者中就有一名是男性。男性胸部比较平坦，乳房组织比女性少，容易发生转移，加之人们对男性乳腺癌的防范意识差，很多患者一经发现就已经是晚期。因此，对习惯于豪饮的男士而言，保养自己身体的同时不应忽略乳腺的自查，一旦发现乳腺或胸壁包块，应想到男性乳腺癌的可能，并立即到专科医师处就诊。

那么如何定义"少量"饮酒呢？建议大家尽量不饮酒，如果一定要喝，就尽量少喝！

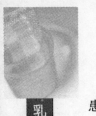 ## 28. 月经情况与乳腺癌有关系吗？

有关系。月经状况主要包括月经初潮、月经的周期特征和绝经年龄三个方面。

初潮年龄较早会增加乳腺癌的发病危险性。统计发现，12 岁之前和 13 岁之后初潮的女性发生乳腺癌的风险会相差 4 倍；初潮年龄每推迟 1 年，患乳腺癌的危险性就可以降低20%。月经的周期特征主要指月经周期的长短，月经周期一般在 25～35 天为宜。月经周期过短，月经次数会显著增加，导致乳腺癌的发病危险性越高。同时，月经周期过短往往伴随着其他妇科疾病，建议到妇科进行相关检查。而周期长虽然会一定程度上降低乳腺癌的发病危险性，但月经周期过长亦常常伴随妇科疾病，也需要进行相关检查。绝经年龄越小，发生乳腺癌的危险性越低。45 岁之前绝经比 55 岁以后绝经患乳腺癌的危险要低50%。平均起来，绝经年龄每推迟 1 年，乳腺癌的发病危险约增高3%。较早绝经女性乳腺癌发病危险的降低可能是由于随着月经周期的终止，内源性激素水平下降，乳腺细胞分裂次数减少所致。

目前，据调查中国女性初潮年龄存在着不断提前的趋势，门诊偶尔可以看到八九岁就来月经的小女孩。这个现象的出现，原因是多方面的，但主要与小女孩过于肥胖、经常进食高脂高热量快餐相关。在此，提醒广大母亲用科学健康的方式关心爱护自己的宝宝。

29. 生育状况与乳腺癌有关系吗？

有关系。独身、初产年龄大（＞30岁）或者不生育都是乳腺癌的危险因素。初次活胎足月生育年龄越小，发生乳腺癌的危险性越低；生育次数越多，乳腺癌的发病风险越低；此外两次生育之间的时间间隔越短，乳腺癌的发病危险性越低，这可能是由于反复怀孕能使乳腺导管细胞获得更好的分化，从而减少了癌变的风险。

面对国家计划生育的基本国策，建议女性在30岁之前生宝宝，对妈妈和宝宝都有好处。

30. 乳房疼痛与乳腺癌有关系吗？

乳房疼痛是乳腺外科门诊中最常见的主要症状。乳痛症多数是因为乳腺增生而引起，极少数是乳腺肿瘤引起。

如果是乳腺增生引起的疼痛，多数表现为胀痛或针刺样痛、痛点不很明确、疼痛可轻可重、可牵涉到肩部及背部，多在月经期前明显，少部分也会持续性疼痛。同时乳腺增生本身和乳腺癌是没有明确关系的，只有不典型增生和乳腺癌才有明确关系，而不典型增生是一种在显微镜下才能判别的疾病，和乳腺是否疼痛以及疼痛程度都没有关系，所以乳腺增生引起的疼痛不必惊慌，放松情绪应该是最好的缓解方法，如果疼痛确实明显影响到日常的工作和生活，可以短期服用一些治疗增生的药物帮助缓解症状，但不宜长期服用。

除了乳腺增生，乳腺的一些肿瘤也可能会引起乳房疼痛，良性肿瘤中最常见的是乳腺纤维腺瘤，多数发生在青春期女性，肿瘤圆滚滚地像个橡皮球来回滚动，国外学者甚至将其戏称为"乳腺老鼠"，指其在查体的手指下蹿动。纤维腺瘤有一部分会疼痛，尤其是在按压时。此外，乳腺长了恶性肿瘤，也就是个别乳腺癌患者有时也感觉到疼痛，往往是因为肿瘤生长过快造成的，疼痛为针刺样，不是很剧烈，但是要知道乳腺癌疼痛的情况非常少见，绝大多数患者无疼痛感。可见，乳腺疼痛和患乳腺癌没有关系，甚至可以这样说：有疼痛的乳腺肿块患者，其良性的可能性更大。但是女性朋友也不能就此推论说乳腺疼痛就不用就医了，因为还有一部分疼痛是肿瘤的原因造成。所以采取科学的就医态度，不过分紧张也不能讳疾忌医，才能健康生活。

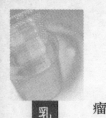 **31.** 我偶尔吃避孕药会增加乳腺癌的风险吗？

避孕药种类繁多，成分各异，因此对乳腺的影响各不相同。避孕药本身主要成分为雌激素和孕激素，对乳腺会产生影响，但影响大小与服用剂量和时间有关系。长期大量服用避孕药肯定会增加乳腺癌发病危险性。如果仅仅是偶尔服用，一般认为平均少于一周一次，对乳腺的影响可以忽略。

32. 哪种口服避孕药不会增加乳腺癌的发病危险性？

口服避孕药种类繁多，各种口服避孕药与乳腺癌发病危险性之间的关系难以通过临床研究得到证实。但需要明确指出两点：第一，在医生的指导下，恰当选择避孕药的种类；第二，能不用避孕药，就尽量不用，可选用其他避孕方式。

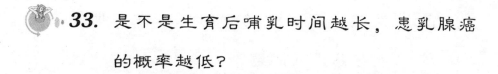

33. 是不是生育后哺乳时间越长，患乳腺癌的概率越低？

哺乳能够降低乳腺癌的发病危险性，条件允许时建议大家产后母乳喂养 12 个月左右。

在日本曾经出现过一个很有意思的现象：日本某地区的产妇有用一侧乳腺哺乳的习俗。之后的调查显示，哺乳一侧乳腺的恶性肿瘤发生率显著低于未哺乳侧。这个现象有力地证实了哺乳能够降低乳腺癌的发病危险性。

那么，是不是哺乳时间越长越好呢？曾有报道称累计母乳喂养 7 年或者更长时间的妇女，其乳腺癌的发病危险性至少降低 50%；每增加 12 个月的母乳喂养时间，其乳腺癌总体发病危险性降低 4%。但是，这么长时间的哺乳在中国很难实现，建议产后母乳喂养 12 个月左右。

34. 生孩子越多、哺乳越久，乳腺癌危险性越低吗？

初次足月妊娠年龄小、生育次数多、生育间隔短、哺乳时间长确实有利于降低乳腺癌的发病危险性。

但是，乳腺癌相关的危险因素很多，不要因为生孩子多、哺乳时间长就掉以轻心，还要注意其他相关危险因素（见附件 2）。

有些女性认为哺乳会引起乳房下垂、影响美观而拒绝哺乳，这种观点是错误的。乳腺下垂因人而异，不要单纯为了追求美观，而放弃了母乳喂养的机会，同时也放弃了降低乳腺癌发病危险性的机会。

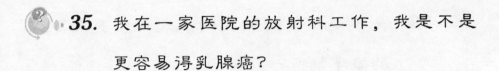

35. 我在一家医院的放射科工作，我是不是更容易得乳腺癌？

放射线确实对人体健康不利，我们应该远离辐射。但是，在放射科工作并不意味着大量接触电离辐射，因此与乳腺癌的发病危险性没有直接关系。

医院的放射科确实是放射线比较集中的地方。医院为了保护医务工作者，每家医院的放射科都采取了相应的防护措施，包括铅板隔离、穿防护服等，而且接触射线较多的放射科工作人员每年的带薪假期都是比较长的。因此，不要认为在放射科工作就容易患乳腺癌。

在当今社会，环境中放射线的量确实较前有所增加。所有人都应该主动远离电离辐射，少用手机、电脑等都要从我做起。

36. 哪些工作会为乳腺癌埋下隐患？

同样的工作不同的人有不同的工作方法，会有不同的工作状态，因此不能说哪项工作本身会增加乳腺癌的发病危险性。如果真的如此，那么这项工作就会无人从事了。

即使是放射线相关工作，防护得当也不会增加乳腺癌的发病危险性。但是，总体来讲过于紧张、劳累、压抑的工作会增加乳腺癌的发病危险性。有些时候，我们无法选择工作，就像一位就诊者抱怨"因为工作的原因不得不喝酒"一样，我们无法选择喝不喝酒，但是可以选择对待这份工作的心情。因此，大家不要过度关注工作本身对乳腺癌发病危险性的影响，更多的关注自己的工作态度吧。

如果您的工作确实接触大量放射线、有毒化学物质等，那么确实会增加您各项肿瘤的发病危险性，建议加强防护。

37. 增加乳腺癌发病危险性的良性疾病，主要有什么表现？

部分乳腺良性疾病确实会增加乳腺癌的发病危险性，但并不是说所有的乳腺癌都是由乳腺良性疾病进展而成的，有些病例可能一发现就是恶性的。那么，哪些乳腺良性疾病会增加乳腺癌的发病危险性呢？第17问中已有详细阐述。能够增加乳腺癌发病危险性的乳腺良性疾病临床表现各式各样，主要有乳腺肿物、乳头溢液（尤其暗红色或者酱油样溢液）、影像学检查异常等。因此，充分关注自己乳腺的任何改变非常重要，一旦出现任何异常要积极寻求影像学检查和乳腺专科医生的帮助。

 38. 如何评估我的乳腺癌发病风险性？

乳腺癌发病危险性相关因素众多，主要研究方法是通过科学研究确定某一特定人群高度相关的乳腺癌发病高危因素及其相互之间的影响大小。国外乳腺癌发病危险性评估工作起步较早，有较成熟的 Gail 模型用来实际操作。鉴于人种、地域、环境等因素的影响，我国也研发了自己的乳腺癌发病高危模型，但正在试运行阶段。感兴趣的读者可以联系北京协和医院乳腺外科，我们将免费为您评估乳腺癌发病危险性、制订定期检查计划。

 39. 淋巴结有转移意味着什么？

要想理解淋巴结转移的意义，首先需要了解什么是淋巴结。淋巴结的医学介绍详见附件4。

众所周知，肿瘤分为良性和恶性。恶性肿瘤的两大特点就是无限增殖和侵袭转移。当恶性肿瘤的细胞顺着体内的淋巴管迁移到淋巴结并且定植下来，便形成了淋巴结转移。有研究提示，这种淋巴结的转移一开始只是由一小撮的肿瘤细胞（几千到几万个细胞）形成的微转移，病灶常小于 2mm，重量仅为微克（μg）级别。这时如果人体的免疫力比较好，可以通过调动细胞免疫和体液免疫等防御功能消灭掉这一小撮细胞，淋巴结的微转移病灶就消失了。所以，癌症患者保持一个良好的心态和乐观的情绪是非常重要的，因为神经 – 内分泌 – 免疫系统是相互串联的，心态和情绪会直接影响到机体的免疫力。但是如果肿瘤细胞通过多种本领（如变异机制）逃过了机体的免疫防御，那么微转移的病灶就会逐渐增大，超过 2mm 时肿瘤细胞即分裂增殖至 100 万个左右，重量就达到毫克（mg）级别了。如果肿瘤进一步发展，细胞继续分裂，例如我们临床上偶尔会见到个别乳腺癌患者，腋窝能触诊到 2～3cm 大小的融合成团的大淋巴结，此时肿瘤细胞常已增殖到数亿个，重量也已经达到克（g）级别了。因此，乳腺癌患者淋巴结有转移意味着肿瘤细胞不仅仅局限于乳腺内了，已经出现在身体的其他部位了，治疗起来需要引起重视，根据淋巴结转移的情况适当调整治疗方案。

40. 医生怎样知道有没有淋巴结转移？

对任何一位乳腺癌患者，临床医生都会做出"三位一体"的评估，就是从查体、影像学检查（如 B 超、钼靶、MRI、PET 等）、病理检查三个层面，去评估患者的乳腺肿块。如果体检能触及腋窝淋巴结、锁骨下、锁骨上淋巴结的肿大，而且这种特殊的肿大是无痛性的、质地硬的、相互融合的、不易推动的，则可疑为乳腺癌淋巴结转移，并可根据附件 3 介绍的 N 分期方法给出对应的分期。术前检查一般包括 B 超和钼靶检查，这两个检查可以帮助医生在手术前对肿瘤的良恶性有一个初步的判断，必要时还可以行乳腺核磁检查及全身 PET

检查（PET 检查费用较高，约 1 万元且医疗保险不能报销，故还没有作为常规检查项目）。如果影像学检查提示淋巴结形态呈圆形或椭圆形或形态不规则、皮髓质分界不清晰、血流丰富甚至紊乱或可见粗大的动脉穿支，则多提示有淋巴结转移。影像学检查如果仅仅是看到淋巴结，但形态规则、皮髓质分界清晰、无血流或周边少量血流，则可能并无转移。B 超对淋巴结转移的特异性较高，对诊断淋巴结是否为转移有一定帮助。病理检查是指病理科的医师对手术切除的标本，包括单个淋巴结活检或整体廓清的腋窝淋巴脂肪组织进行取材、包埋、切片、染色以及显微镜观察等多个步骤操作后的评估，是乳腺癌是否有淋巴结转移最准确的诊断，还可根据附件 4 所述的 pN 分期给出相应的病理分期。临床就是通过以上三个方面来判断淋巴结转移的情况的。

41. 我转移的淋巴结全部被清除干净了吗？

对于乳腺癌患者，清除腋窝淋巴结的手术方式主要包括：腋窝淋巴结廓清术（即通常提到的腋窝清扫术）、前哨淋巴结活检术、腋窝肿大淋巴结选择性切除活检术等。每种手术方式都有其特定的手术流程和切除范围，最大程度确保能够将腋窝有可能转移的淋巴结全部清除干净。一般认为，只要做了腋窝淋巴结廓清手术，在腋窝三角内可能有转移的淋巴结就已经被清除干净了。但是有一些患者可能精神过度紧张，接受了标准治疗后总是怀疑自己的病灶没有完全切除、腋窝淋巴结没有清除干净，而临床检查和影像学检查都提示患者没有腋窝淋巴结复发征象，建议这部分患者接受恰当的心理辅导。

对于其他部位可能有转移的淋巴结，例如锁骨上淋巴结和内乳淋巴结，手术切除创伤较大，故可以使用局部放疗来解决，同样可以达到比较满意的疗效。

42. 什么是前哨淋巴结？怎么去寻找它？

谈到淋巴结是否彻底切除的问题，就必须简要介绍一下前哨淋巴结活检。前哨淋巴结就是乳腺癌患者淋巴流经肿瘤后首先引流到的第一个或少数几个淋巴结，是乳腺癌最先发生转移的淋巴结。从理论上讲，如果患者的前哨淋巴结没有转移，那么腋窝淋巴引流区的其他淋巴结也不会出现转移。通过乳腺癌的前哨淋巴结活检来判断腋窝淋巴结有没有转移，是近几年来乳腺肿瘤外科研究的热点。它可以通过一个小的活检手术就能了解到腋窝淋巴结有没有转移，从而确定分期、估计预后、制订综合治疗方案。对于前哨淋巴结未转移的患者不必行全麻下腋窝淋巴结清扫，避免了一部分患者因腋窝解剖结构破坏而导致的上肢淋巴水肿，缩小了手术范围，减少了手术创伤，提高了生活质量。前哨淋巴结在乳腺癌治疗中的另一个贡献就是可以利用一些特殊的技术方法，如连续切片和免疫组化来检测前哨淋巴结的微转移，即小于2mm的转移灶。这是常规方法不易做到的。因为采用连续切片和免疫组化的方法检测所有淋巴结，工作量非常大，在现实中并不可行；但只检测最有可能转移的极少数几个前哨淋巴结是可以做到的。

前哨淋巴结的定位方法包括：①术前注射蓝色染料，术中通过蓝染的程度来识别前哨淋巴结。②术前在肿瘤周围注射放射性核素，术中利用探测器来探测放射性的高低来识别前哨淋巴结。③联合应用上述两种方法，既根据放射性的高低又根据蓝染的程度，来识别前哨淋巴结。

故前哨淋巴结活检需要一个经验丰富的外科、病理团队来完成，需要一定时间的经验积累，才能达到较好的成功率。国内外学者报道的前哨淋巴结活检的总体成功率在90%左右。

43. 前哨淋巴结活检真的能够替代腋窝淋巴结清扫吗？

　　不能。虽然主张行前哨淋巴结活检的学者认为该活检是乳腺癌外科治疗的一次革命，但应注意前哨淋巴结活检只适用于单发病灶的T1 与 T2 期且腋窝未触及肿大淋巴结的患者（见附件 3）。如果肿块过大，或是有多个病灶，以及术前查体或 B 超等影像学检查发现有高度可疑的转移淋巴结等情况，都不适宜采用前哨淋巴结活检。而且对可采用该手术的患者而言，前哨淋巴结活检术仍存在一定的假阴性率，就是当前哨淋巴结活检没有发现转移灶时，如果接受腋窝淋巴结清扫术，仍然有一小部分（约 5%）患者能够找到转移的淋巴结，因此在上述情况下前哨淋巴结活检并不能完全替代腋窝淋巴结清扫手术。

44. 既然淋巴结有转移，那么其他部位有没有转移啊？

　　这个问题没有明确的答案，这是因为关于乳腺癌的发病机制一直存在两种学术观点，一种观点认为乳腺癌一开始就是全身性疾病；另一种观点认为乳腺癌一开始是局部疾病，进展到一定程度时才发展为全身性疾病。两种学术观点一直争论不休，按照前一种学术观点，无论腋窝淋巴结是否出现转移，其他部位都有可能出现转移了；按照后一种学术观点，即使腋窝淋巴结出现转移了，其他部位可能并没有出现转移灶。但是，对有淋巴结转移的乳腺癌患者，可以行相关检查积极除外其他部位转移。

　　目前临床上乳腺癌手术治疗常规包括清除乳腺部位病灶并进行腋窝淋巴结清扫，术后病理检测能够给出腋窝淋巴结是否转移的准确信息。至于其他部位是否出现转移，临床上不是根据腋窝淋巴结转移情况进行判断的，目前临床上主要是根据影像学检查结果进行判断，如采用彩超检查判断对侧乳腺、锁骨区淋巴结、腹部肝胆胰脾双肾及子宫＋双侧卵巢是否存在转移，采用胸部正侧位 X 线片判断肺部是否存在转移，采用骨扫描判断是否存在骨骼转移（尤其是胸骨、肋骨、脊椎骨等）。当以上影像学检查不能明确其他部位的转移情况时，可以辅助采用 CT、MRI 和 PET 检查。

45. 乳腺癌是怎样远处转移的？我的乳腺癌有全身转移吗？

肿瘤可以通过淋巴系统进行转移，也可以通过血液系统进行转移。肿瘤会不会转移、什么时候转移不仅仅与肿瘤发现的早晚有关，也取决于肿瘤本身的特性。在临床上，乳腺癌最常见的血行远处转移部位依次为骨、肺、肝等组织，其次是胸膜、脑、肾上腺等，能够通过影像学检查确定这些部位是否出现转移。乳腺癌远处转移的常见部位和临床表现详见附件 5。

46. 我怎样就能知道我的乳腺癌是否发生了转移？

第 40 和 44 问介绍了如何确定乳腺癌是否发生局部淋巴结转移和远处转移的临床方法。

临床确诊乳腺癌后，建议患者在门诊规律复查，以便早期发现远处转移的迹象，或者除外远处转移。建议术后两年内每半年复查一次，两年以后每一年复查一次，检查内容详见第 111 问。

应该指出，影像学检查手段只是对全身转移病灶的初步筛查，如有可疑发现，应进一步行相应的具体检查。例如 X 线胸片发现肺部可疑阴影或胸膜下小结节，则应行胸部 CT（必要时行增强 CT）进一步检查；B 超发现肝脏可疑占位则应行腹部增强 CT 或肝脏增强超声造影；骨扫描对溶骨性病变的敏感性小于成骨性病变，故发现可疑骨转移后应行局部骨骼的 X 线或 CT 检查；对颅内转移病灶，CT 是初步的筛查方法，MRI 观察的敏感性较好；另外，全身 PET 也可以发现潜在的转移病灶。

47. 什么是乳腺癌的复发和转移？

乳腺癌改良根治术后患者，当胸壁出现结节，手术活检证实为"乳腺癌"时，全身检查却没有发现其他异常，这时称患者出现"局部复发"。当影像学检查发现有骨转移、肺转移、肝转移以及脑转移等情况时，称为"远处转移"。广义的复发包括局部复发和远处转移。对于保乳乳腺癌患者，当患侧乳腺再次出现结节，手术活检证实为"乳腺癌"，并证实不是新发的乳腺癌时，也称为局部复发。

48. 复发转移是否意味着绝望？复发转移以后还有治愈的机会吗？

部分患者出现局部复发或者远处转移后，感到十分绝望，其实完全没有必要。出现问题后，还可以采取多种治疗措施控制疾病，比如化疗、放疗、内分泌治疗、生物治疗等。经过正规、恰当的治疗后，很多患者可以达到临床治愈，长期生存。而不良情绪可能对健康产生非常不好的影响。建议出现问题的患者，不要绝望，要积极的接受治疗，以良好的心态度过这个时期。所以，积极地解决生活中出现的一切困难吧！

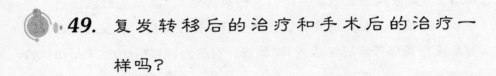

49. 复发转移后的治疗和手术后的治疗一样吗？

对患者来讲，可能觉得一样，但对医生来讲，肯定是不一样的。手术后属于辅助治疗，而复发转移后属于解救治疗。比如，如果采取化疗，都是患者去输液；但是，化疗的药物是不一样的，是医生根据患者的病情、治疗经过以及年龄等各种因素而选择的化疗药物。再比如放疗，都是患者接受射线的照射，但是射线的种类、剂量和照射的部位都是有区别的。因此，即使出现复发转移也不要担心，还有很多措施可以对付复发转移的癌细胞。

50. 复发转移后预后如何？

出现复发转移后，患者可能非常担心"自己活不了多久了"，都会反反复复地问"我还能活多久"这个问题。其实，这个问题医生没有办法给出准确的回答，因为生存多长时间是一个概率的问题，具体到每个患者没有办法具体计算。根据文献报道，出现局部复发的患者五年生存率为 80%～90%，出现远处转移的患者五年生存率约为 50%，因此建议广大患者出现复发转移后积极配合医生开展治疗。

51. 复发转移以后还有治愈的机会吗？

复发转移以后完全有临床治愈的机会，如骨转移患者经过化疗、磷酸盐类治疗后，骨转移灶完全消失，即达到临床治愈。如肝转移患者，通过化疗、介入治疗、内分泌治疗及生物治疗等，病灶缩小甚至消失，即达到临床治愈。临床治愈是肿瘤患者治疗的目标，达到临床治愈即意味着可以长时间生存。

第三部分

乳腺癌的早期预防

 ## *52.* 乳腺癌可以预防吗？

　　为什么大家会"谈癌色变"？因为某种程度上"癌症"意味着"手术""化疗""放疗"，甚至是"生命即将走到尽头"，还意味着"不能工作""大量花钱"，以及具有中国特色的"住院难""治疗难"等问题，总之没有一件是居家过日子所期盼的事儿。然而总有人会遇上"乳腺癌"这个麻烦事儿！真的没办法吗？

　　其实，可以说没办法，也可以说有办法。乳腺癌发生了，就要面对，这是没办法的事儿。但广大群众深入了解乳腺癌相关高危因素，政府组织广泛开展社区筛查工作，降低乳腺癌发病危险性，都是"没办法"中的好办法。乳腺癌是可以预防的，相关高危因素很多（见附件2）。希望大家详细了解乳腺癌高危因素，有的放矢地采取预防措施，有疑问时可到医院咨询乳腺专科医生。

53. 什么样的饮食习惯，有助于预防乳腺癌？

　　既然乳腺癌的发生与肥胖有关，那么调整膳食结构以及运动控制体重是预防乳腺癌不可忽视的措施，就是人们常说的"管住嘴，迈开腿"。良好的生活习惯对乳腺癌的预防作用主要体现在以下几个方面：首先，低脂肪、高纤维素膳食有助于控制体重，减少肥胖所带来的乳腺癌风险。因此低脂肪、高纤维素饮食的女性患乳腺癌的风险是高脂肪/低纤维素饮食女性的1/2。其次，多进食新鲜水果蔬菜以及富含有维生素 E、胡萝卜素和钙的食物可降低乳腺癌发生率。再次，尽量避免烟酒。烟草中的一氧化氮等化学物质均有致癌性；而烈酒和啤酒的摄入量均和乳腺癌的发生密切相关。但值得注意的是，红酒中因含有白藜芦醇，反而有可能抑制乳腺癌的生长，因而可能具有一定的保护作用。对没有乳腺癌家族史的女性而言，可以尝试适度饮用红酒，但不宜过量。关于饮酒和乳腺癌的相关性详见附件 2 的第 6 点。最后，适当的锻炼亦有益于预防乳腺癌，例如青春期身体发育时坚持体育锻炼，会降低乳腺癌的发病风险约 3%。

54. 患过增加乳腺癌发病危险性的良性疾病后，如何预防乳腺癌的发生？

增加乳腺癌发病危险性的乳腺良性疾病种类详见第 17 问。如果出现这些疾病，可以从以下三点来预防乳腺癌的发生：第一，定期到医院的乳腺专科进行查体及必要的影像学检查，半年左右一次；第二，正视这个问题，不必过分紧张和恐慌，因为不良情绪会增加乳腺癌的发病危险性，过分紧张和恐慌于事无补；第三，关注其他乳腺癌高危因素（见附件 2），尽量避免其他乳腺癌高危因素对自己的影响。

55. 怎样做才能把乳腺癌患病风险性降到最低？

也许有人问"怎么做才能不得乳腺癌"？真的没有办法完全杜绝乳腺癌发生的可能性。我们只能尽量充分的掌握乳腺癌发病相关高危因素（见附件 2），最大程度的降低乳腺癌的发病危险性。

乳腺癌高危因素分为可改变的高危因素和不可改变的高危因素。对于不可改变的高危因素，就只能坦然接受了，不必过分紧张或焦虑，定期到医院检查即可。而对于可控制、可改变的乳腺癌高危因素，应该尽量避免暴露于这些危险因素，降低乳腺癌的发病危险性。

可改变的乳腺癌高危因素主要包括：生育情况（生育能降低发病风险），初次足月分娩年龄（年龄越小风险越低），哺乳史及哺乳时间（哺乳时间越长风险越低），口服避孕药（避孕药增加发病风险），化学药品接触史（化学药品增加发病风险），放射线接触史（放射线增加发病风险），精神状态（不良情绪增加发病风险），生活压力（压力大增加发病风险），工作压力（压力大增加发病风险），绝经后激素替代治疗（激素替代治疗增加发病风险），吸烟（吸烟增加发病风险），饮酒（饮酒增加发病风险），肥胖（BMI ≥ 24 增加发病风险）等。

不可改变的乳腺癌高危因素：年龄（年龄越大风险越大），初潮年龄（初潮越早风险越大），绝经年龄（绝经越晚风险越大），未婚（未婚增加发病风险），未生育（生育降低发病风险），未哺乳（哺乳降低发病风险），乳腺癌家族史（家族史增加发病风险），乳腺良性手术史（部分乳腺良性疾病增加发病风险见第 17 问）等。

有些因素界于可改变和不可改变的高危因素之间，并没有明显的界限，很难划分。例如，仅就初育年龄这点而言，对于一位 25 岁的未生育女性来讲，初次足月分娩年龄是一个可改变的高危因素，而对于一位 52 岁的未生育女性来讲，初次足月分娩年龄就是一个不可改变的高危因素。

可能对乳腺发挥保护作用的因素有：适量补充硒元素，食用新鲜蔬菜、水果，食用洋葱，经常锻炼身体等。

56. 为什么说可以通过改变行为模式来降低乳腺癌发病危险性呢？

健康的行为模式有利于减少各种疾病的发生，当然也包括乳腺癌。健康的行为模式主要包括乐观向上、不吸烟、不饮酒、经常锻炼身体、保持体型、早睡早起、多吃蔬菜水果、适量摄入蛋白质等等。对于预防乳腺癌来讲，健康的行为模式主要指尽量减少接触可改变的乳腺癌发病危险因素，降低乳腺癌发病危险性。

57. 红酒能预防乳腺癌吗？

红酒与乳腺癌之间的关系目前尚无定论：因为红酒中的酒精仍会在体内代谢产生致癌物质。曾有学者认为，红酒中含有一种称为"白藜芦醇"的天然抗氧化剂，能够激活肿瘤抑制基因 PTEN，抑制雌激素降解为危险的代谢产物，并能够阻断雌激素代谢产物与乳腺细胞 DNA 之间的相互作用，因此具有增强抗癌药物药效的作用。虽然白藜芦醇也有商品化的药物制剂，但是大剂量服用会导致失眠、关节痛、腹泻和痤疮等副作用，而且即使摄入大量的白藜芦醇，其在血液内的浓度也不能达到抗癌所需的浓度。所以目前白藜芦醇对于抗乳腺癌的作用尚未达到公认。因此，单纯从乳腺癌预防角度来讲，不建议饮用红酒；但是从心血管疾病方面来讲，可以少量饮用。

58. 我的工作要求吸烟饮酒，怎么办？

这是经常出现的问题，让人颇为两难。明知道吸烟饮酒有害健康，增加乳腺癌的发病率，但在工作中又碍于情面，苦于应酬，不得不与烟酒相伴。其实，通过阅读本书，相信您不但可以增加乳腺癌相关危险因素的知识，更可以增加戒烟戒酒的决心。工作是为了更好地生活，如果为了工作而放弃了健康，那就本末倒置了，等到生病的时候，不但损失了生活质量，也失去了在事业上进行更高追求的机会。在现实的应酬中，如果可以避免吸烟饮酒就坚决杜绝；如果可以用身边的案例来规劝同事和朋友就加以劝阻；如果一定要饮酒那就选择少量饮红酒；如果不幸吸到了二手烟，就加强运动，并多吃新鲜的蔬菜、水果，从其他方面加以弥补。总之，社会不断进步，女性交际面越来越广，事业上的追求也越来越高，应酬越来越多。但应时刻注意，乳腺癌就像其他多种恶性肿瘤一样，是个生活方式相关的疾病，我们呼吁女性朋友改掉现有的不良习惯，养成健康的生活习惯，选择健康的生活方式，拒绝烟酒。

59. 怎样的心态有助于我们远离乳腺癌？

乐观豁达的心态有助于我们远离乳腺癌，但不是每个人都能做到这一点。有些时候无法避免的会出现一些负面情绪，这就需要我们积极调整自己的心态。至于调整心态的具体方法，每个人都有适用于自己的方式，例如有些人喜欢做运动减压，有些人喜欢和朋友聚会聊天释放压力，有些人喜欢外出旅行调整心情，还有些人喜欢多多休息、睡个好觉来改善状态。总之，即使你有乳腺癌的家族史，或是曾经接受过乳腺的手术，也应尽量调整到最佳心态，只需坚持到医院定期体检即可。过多不必要的担心或焦虑会适得其反，反而会增加乳腺癌的发生概率。

60. 运动对于乳腺癌早期预防的意义是什么？

运动会给人体带来极大的好处，主要有以下几点：

● 运动能使人体体温升高，可以阻止癌细胞的生成并能将癌细胞处以"死刑"。据测定，运动时肌肉产热比安静时增加 10 ~ 15 倍多，使人体体温暂时性升高，如长跑时可以上升到 39.5℃，剧烈运动时可上升至 40℃以上。科学家们发现：癌细胞对热的承受力远不如正常细胞，尤其在有丝分裂期和脱氧核糖核酸合成期容易被杀伤。

● 运动能使人体吸入比平常多几倍甚至几十倍的氧气。有学者认为，一个人每天获得氧气量比平时多 8 倍以上，可以预防癌症，即使得了癌症也能延长生命过程。运动时可使吸氧量增加，气体的频繁交换可以使体内一些致癌物质排出体外。

● 运动能提高人体制造细胞的能力。科学研究表明：运动会刺激体内某些激素的分泌；加快骨髓生成白细胞的速度，使白细胞数量增多，存活时间延长，增强吞噬细胞的能力。这样，一旦体内出现少量的癌细胞，很快就会被众多的白细胞围攻歼灭。

● 运动能使人体大量出汗，汗水可以把体内的一些致癌物质（如，锶、铅、铍等）及时排出体外，大大减少患癌症的可能性。

● 运动能使人体血液循环加快加大。在血液循环加速的情况下，体内出现少量癌细胞就像急流中的小砂粒一样，无法在某个内脏器官站稳脚跟，生长发育和转移扩散。

● 运动能改善人的情绪，消除忧愁烦恼。临床发现，患癌症的人，有 3/5 是由于情绪受到压抑或精神受到创伤而发病的。美国一著名肿瘤专家指出："癌症是免疫功能的失败，而免疫功能的失败则是在精神平衡被破坏后产生的。"运动可以使人心情愉快，忘却烦恼。科学研究发现：运动时，大脑会产生能引起人体身心愉快的物质——"内啡肽"，可以消除忧愁和烦恼，抵制不良情绪的侵蚀。

● 运动能增强体质，增进健康，为预防癌症和治疗提供物质基础。此外，运动还能锻炼人的意志和应付各种不良刺激的能力，提高战胜癌症的勇气和信心。

另外现代女性晚婚晚育、紧张的工作以及精神压力过大，都会导致女性内分泌紊乱，而新陈代谢和内分泌紊乱又会直接导致雌激素水平增高，容易诱发乳腺癌。

因此，女性每天运动一小时可以降低患乳腺癌风险。

61. 适当运动能够预防乳腺癌的发生吗？

能。运动意味着强健的体魄、积极的心态，适当运动会降低各种疾病的发生危险性，包括乳腺癌。在这里提醒大家，运动贵在坚持，一时兴起运动那么一次两次，效果甚微，而且由于平时运动的比较少，运动过程中还容易受伤，就得不偿失了。因此建议大家适当、长期、循序渐进的开展体育运动，就像每天都吃饭睡觉一样，每天要坚持运动。

62. 为预防乳腺癌，怎样的运动方式和运动量是最佳的？

至于选择何种类型的运动方式能够起到预防乳腺癌的作用并无定论。有调查显示，跑步可以预防乳腺癌。12～22岁是女性运动效果最佳时间段，专家建议女性锻炼时采取跑步、走路等多种方式。女孩自发育阶段（12岁）起多运动的话，能有效预防成年后乳腺癌的发生。

美国的一项研究显示，体重正常的绝经女性多进行大量体育锻炼，可使其患乳腺癌的风险降低约30%。研究人员说，运动方式包括快走、打网球、跳健美操、在野外骑自行车和跳舞等体育活动。一般认为，为期12个月，每周5天，每天45分钟的中等强度的体育运动能够降低绝经后女性体内的雌激素水平，这在一定程度上解释了运动预防乳腺癌的原理。

对于乳腺癌患者，研究显示适度的运动有利于身体健康，但是要避免可能引起患侧上肢淋巴水肿的运动方式。患侧上肢的拉伸动作是导致出现淋巴水肿的主要原因，因此应避免进行高强度的拉伸动作。适当的拉升动作是被允许的，但以不引起患侧出现疼痛为宜。

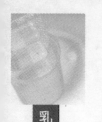

63. 运动时乳房需要怎样的保护？

运动时确实需要对乳房进行一定保护，尤其当乳房体积较大时。运动时保护乳房主要着重两点：第一、防止乳房大幅度摆动；第二，防止摆动时摩擦导致乳头破损。保护措施很简单，即佩戴合体、适合自己的胸罩。目前市面上出现一些称为"运动型胸罩"的产品，可以考虑尝试佩戴。

对于已行单侧全乳切除的患者而言，运动时一样需要保护乳房，建议为了保持运动时躯体的平衡，同时兼顾美观，可以在佩戴适合自己身形的义乳的基础上佩戴适合自己的胸罩。

64. 在怎样的环境中生活最能降低乳腺癌的发病率？

生活环境与身体健康状况息息相关，好的生活环境有利于降低各种疾病的发病率，当然也包括乳腺癌。一般认为山区居民发病率低，寿命较长，即与生活环境有关系。

那么到底什么是好的生活环境？环境中无化学污染、无放射线污染、饮用水纯净、空气清新、无汽车尾气、不使用室内杀虫剂、无烟环境、植被覆盖率高、食用绿色食品等等。其实大家基本上都知道什么样的环境对身体好，只是由于生活压力而被迫生活在不那么健康的环境中。因此，尽量选择上述健康的生活环境吧！

65. 在平时的生活中，我需要做乳房保健吗？

目前，很多美容院都推出乳房保健的项目。多数情况下，这些保健项目是无益亦无害的，但是乳腺癌患者尽量避免接受这类服务。

日常生活中不需要采取任何措施进行乳房保健，但是需要高度关注乳房健康。建议女性朋友在洗澡时，首先对着镜子观察一下双侧乳房是否对称，有何变化；其次洗澡时全方位的抚摸乳腺，检查有无乳腺肿物，并挤压乳头，检查有无乳头溢液。当双侧乳房不对称、乳房有肿物或者乳头有明显溢液时，建议到医院就诊。

66. 选用怎样的胸罩最能远离乳腺癌？

胸罩无预防乳腺癌的作用，但在选择胸罩时，建议注意以下几点：

- 选择穿着舒适的胸罩。
- 选择棉质胸罩。棉质胸罩透气性好，一定程度上减少皮肤过敏现象的发生。而化学纤维胸罩透气性稍差，尤其是夏天多汗时更容易出现过敏及不适。
- 选择浅颜色胸罩。浅颜色的胸罩有利于及时发现乳头溢液问题。当乳头出现溢液时，检查浅颜色胸罩即可发现。而深色，尤其是黑色的胸罩则不利发现乳头溢液问题。

此外需要注意：保持胸罩清洁，有利于降低各种感染性乳腺疾病的发病危险性；睡觉时摘掉胸罩，有利于提高睡眠质量，减少肩背疼痛的发生机会。

67. 晚上睡觉时怎样的睡姿有助于远离乳腺癌？

没有任何证据表明睡姿与乳腺肿瘤的发病率相关。每个人都有自己习惯的睡姿，只要能够保证入睡、睡眠质量良好即可。但是哺乳期女性建议尽量避免有可能使乳房受压的睡姿（如俯卧），因为即使短时间的压迫也有可能造成乳汁淤积。

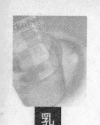

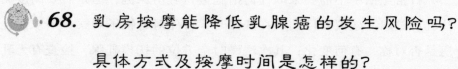

68. 乳房按摩能降低乳腺癌的发生风险吗？具体方式及按摩时间是怎样的？

第 65 问中已经讨论过乳房保健的问题。由于乳房按摩与乳腺癌发病危险性无关，那么与按摩方式及时间也没有关系。建议女性朋友按照第 65 问的意见关注自己的乳腺健康。

69. 吃中药能治疗乳腺增生从而预防乳腺癌吗？

乳腺增生与乳腺癌之间无因果关系，增生的乳腺和不增生的乳腺，各种疾病的发病率没有差异。因此，乳腺单纯增生时，不需要进行处理，与不增生的乳腺一样，定期进行乳腺检查即可。不典型增生和乳腺增生完全是两个概念，不典型增生往往是在乳腺手术后病理检查发现的，比如因乳头溢液、乳腺结节、乳腺钙化灶手术，术后病理诊断为不典型增生，而乳腺增生是不需要手术的。

中药对治疗乳腺增生有一定的疗效，部分患者服药后感觉疼痛减轻，同时自认为乳腺增生程度也有所减轻。但是，服用中药对很多患者而言，是一件痛苦的事情。目前认为，乳腺增生不需要治疗，当然也不需要服用中药。但如果部分患者"坚信"服用中药对自己乳腺有好处的话，那么也未尝不可。值得提醒的是，服用中药的女性，在服药过程中也要定期进行乳房检查，不要误以为服用中药就可以万事大吉了。

70. 我很担心自己患乳腺癌，但又不知道如何和别人交流这个问题，该怎么办？

那就到医院寻找专业的帮助吧，把你的担心说给医生听，接受常规的乳腺检查。如果经过检查，没有任何问题，那么就要自己调整心态，无法调整时建议向心理医生寻求帮助。

目前，北京协和医院可以利用乳腺癌相关高危因素进行乳腺癌发病危险性评估。因此，常规查体没有问题的女性，可以考虑接受该项评估。如果经过评估乳腺癌的发病危险性确实比普通人群稍高，那么就应该积极关注如何降低乳腺癌的发病危险性。如果发生乳腺癌的危险性并不高，那么就大可放心了。

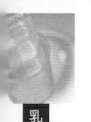
第四部分
乳腺疾病的诊断

71. 我想知道如何进行乳腺自检啊?

对于乳腺自检的时间和频率,建议育龄期妇女在月经周期中乳房既不肿胀、也不疼痛时作一次乳房自检,绝经后女性则可以考虑每个月固定一天进行一次乳腺自检。最好把自检的时间放在洗澡时进行,因为当手和乳房都湿的时候更容易感觉到肿块。

自检的方法可以分为"视"和"触"。首先,可以站在镜子前,双侧手臂下垂于身体两侧,检视乳房:首先观察双侧乳房是否对称(图4-1,图4-2),短时间内出现不对称的情况时,需要立即就诊;其次观察有无乳头内陷(图4-3)、皮肤局部水肿(图4-3、图4-4)、皮肤红肿(图4-5)、皮肤凹陷(图4-6)、皮肤橘皮样改变(图4-3、

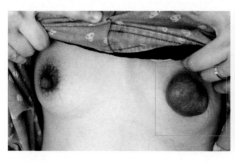

图4-1 双乳不对称,左侧乳头明显比右侧乳头膨大,需要立即去医院就诊,左乳头内肿物可能性大

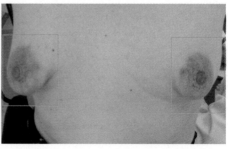

图4-2 双乳对称,双侧乳头膨大,不需要去医院就诊,属于少见的"望远镜式"乳腺类型,为自幼开始的乳腺外形

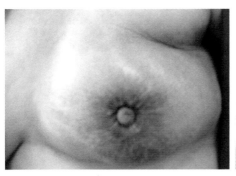

图 4-3　乳头病理性内陷，同时伴随着乳腺水肿和皮肤橘皮样改变

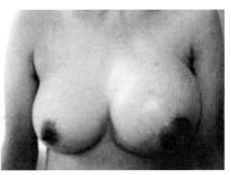

图 4-4　左侧乳腺上侧明显水肿，导致双侧乳腺不对称

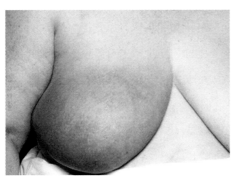

图 4-5　乳腺皮肤红肿，伴橘皮样改变

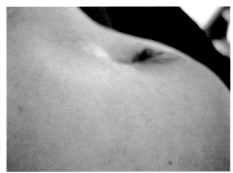

图 4-6　乳腺皮肤凹陷，累及乳头

图 4-5）和乳头湿疹样改变（图 4-7）等，然后将双侧手臂上举（图 4-8），再次观察有无以上表现。

　　然后取仰卧位，在右肩下垫小枕头，用左手手指腹触诊整个右侧乳房和腋窝区，之后在左肩下垫小枕头，用右手手指腹触诊整个左侧乳房和腋窝区（图 4-9），切忌演变成龙抓手，那样会把自身乳腺的腺体误认为是肿块。触诊的目的是发现乳房有无肿块、有无乳头溢液、腋窝有无肿大淋巴结等。我们常说，如果腺体的触摸感像比萨

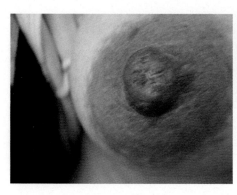

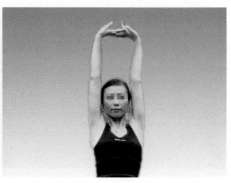

图4-7　乳腺乳头湿疹样改变，严重时整个乳头会消失

图4-8　双侧手臂上举姿势示意

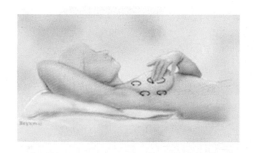

图4-9　仰卧位乳房触诊姿势示意图

饼、疙里疙瘩的，往往没事；如果发现饼上放了一个"小西红柿"，那就应该考虑去找专科大夫帮忙了。但如果自检发现肿块或者任何可疑的症状，先请别过度紧张，因为你是非专业的，你的顾虑往往是无根据的。此时你应该积极地去门诊找专科大夫进一步确认并给出专业的意见。

72. 自检时发现乳头内陷，就肯定得了乳腺疾病吗？

不一定。乳头内陷分为先天性内陷（又称生理性内陷，图4-10）和病理性内陷（图4-3）。先天性内陷是出生后即存在的内陷，乳腺检查是正常的，不会发生任何继发性变化。先天性内陷主要影响美观和哺乳，整形手术能够解决美观问题，但手术后仍不能哺乳。在成长

的过程中（尤其是青春期阶段），乳头也有可能自行突出来，建议在洗澡的时候将乳头往外"揪一揪"，有助于乳头突出来。不建议乳头内陷的女性产后哺乳，因为乳头周围会有一些无法清洗干净的污垢，对孩子健康不利。病理性内陷是成年后短时间之内出现的，之前乳头都是挺拔的，乳腺检查会发现病灶，需要尽快给予治疗。

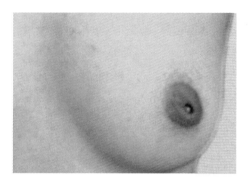

图 4-10　乳头先天性内陷

73. 乳腺的哪些变化不必立即就医?

以下症状不需要就医：

● 乳腺周期性胀痛。乳腺会随着月经周期出现一些变化，典型表现为月经前双乳腺胀痛，甚至连带上臂、肩膀以及后背上部出现疼痛，但这些疼痛会在月经结束后减轻或者完全缓解，而在下一次月经来潮前再次出现。这种双乳胀痛是由于激素水平波动带来的正常现象，不需要就医。了解了这一现象以后，月经前的双乳胀痛不再引起紧张、焦虑等负面情绪，月经前的乳房胀痛还可能会有不同程度的缓解。

● 继发性乳腺疼痛。除了月经前乳腺有可能出现胀痛外，常常会在生气、紧张以及过度劳累情况下，出现双乳胀痛：夫妻吵架、财务工作者年底结账、农民农忙以及孩子生病、小升初及高考等情况下，都很容易出现乳腺胀痛，给人"祸不单行"的感觉。其实，这些乳房胀痛在原因去除后，都会出现不同程度的缓解。当然也有极少部分女性"情商"稍差一些，不良情绪总是无法缓解，形成

"越焦虑越疼痛，越疼痛越焦虑" 的恶性循环，这个问题就不是乳腺专科医生可以解决的，需要自己想办法调节，必要时可以求助于心理专家。

● 乳头生理性溢液。生育后的女性，由于乳腺导管复旧不全，停止哺乳后仍可能出现乳头溢乳，甚至孩子都上小学了，还出现溢乳。这种溢乳主要呈乳汁样或者无色清亮的溢液，表现为双侧均有溢乳，挤压时发现乳头上多个导管均有溢乳。这种情况是正常的，不需要立即就医。当然，实际生活中，可能出现单侧多孔溢乳，双侧单孔溢乳等情况，总之只要呈现乳汁样就不需要紧张，自己严密观察即可，当溢液的颜色发生变化时及时就诊。值得注意的是，怀孕期间乳腺导管有扩张，是在为分娩后哺乳做准备，因此流产后乳腺也可以出现溢乳，处理同上。

● 乳腺皮肤血管瘤（图4-11）。血管瘤可以发生在身体的任何部位，出现在乳腺皮肤上的血管瘤并不多见。血管瘤是自出生后持续存在，有时会出现面积不断增大的情况。一般情况下，乳腺皮肤的血管瘤不需要处理，严重时可以择期就诊于整形外科，不属于乳腺疾病。

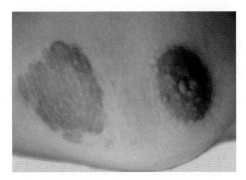

图4-11　乳腺皮肤血管瘤

● 乳腺皮肤瘢痕（图4-12）。常见于乳腺进行手术后的患者，术后乳腺部位手术瘢痕较大，而且不断蔓延。这种现象主要与个人体质有关，称为瘢痕体质，与手术本身没有关系。因此，瘢痕体质的人尽量不要进行手术治疗，迫不得已接受手术治疗时，需要提前咨询整形外科，采取必要的防瘢痕、减瘢痕的措施。如果已经形成大面积瘢痕，也可以向整形外科医生寻求帮助。

● 副乳腺（图4-13）。副乳腺常常出现在腋窝部位，少数出现在下腹部，属于退化不完全的现象，在人群中较常见。副乳腺摸起来感觉与乳腺类似，没有明显肿物，当存在乳头时（图4-14），更易于与腋窝肿物相鉴别。

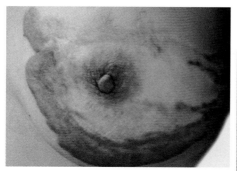

图4-12　乳腺皮肤瘢痕

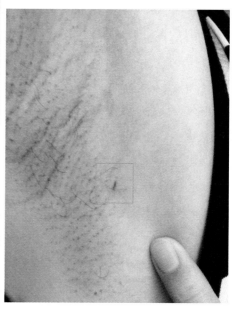

图4-14　副乳腺乳头

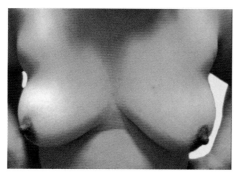

图4-13　双侧腋窝副乳腺

除上述情况外，当您的乳房出现其他异常时，建议听取乳腺专科医生的建议。

74. 乳腺出现怎样的变化则应立即就医？

当乳腺出现以下变化时，有发生乳腺癌的危险，需要立即就医：

● 乳腺肿块。自检时发现乳腺肿块时，需提高警惕，尤其是单个、质硬、边界不清的肿块。

● 皮肤改变。皮肤出现大片红肿（图4-5）、局部凹陷（图4-6）、橘皮样变化（图4-3、图4-5）以及乳头湿疹样改变（图4-7）中的一项或者几项时，需提高警惕。

● 乳头乳晕。乳头出现内陷、向一侧被牵拉的感觉时（图4-3、图4-6），需提高警惕。乳头和乳晕出现湿疹样改变（图4-7），即乳头皮肤出现"变粗糙→流黄水儿→结痂→痂皮脱落，露出'嫩肉'→再粗糙→流黄水儿……"周而复始的变化时，请先到皮肤科申请活检以明确诊断，而不是先到乳腺门诊就诊。

● 乳头溢液。乳头出现暗红色血性、酱油样、深黄色等溢液时，需提高警惕，尤其是单侧单孔溢液，更应该高度重视。偶尔一次呈"鲜血样"的溢液，无需紧张，严密观察即可。

● 腋窝肿物。自检时摸到腋窝肿物，需要与副乳腺相鉴别（图4-13），如果不是副乳腺，那么请立即就医。

● 影像学异常。自检时没有发现任何乳腺异常改变，但影像学检查提示乳房改变，如彩超提示肿块较大、边界不清、血供丰富（图4-15）等，或者钼靶提示簇状钙化（图4-16）等，需要立即就医。因为临床上有一类"不可触及乳腺病变"是影像学检查发现的。

北京协和醫院

姓 名：×××　　年 龄：××　性 别：女　　超声波号：××
病历号：0　　　床 号：　　　科 别：　　　仪器型号：

检查所见

右乳腺体厚 1.7cm，导管宽0.1cm；**左乳腺体厚** 1.8cm，导管宽0.11cm。

右乳未见异常；左乳约1点钟方向可见低回声2.5×1.9cm，距乳头约3.3cm，

形态不规则，可见晕，彩超周边可见不规则血流；

左乳约11钟方向可见多个强回声，后伴声影范围约0.7×0.5cm，

彩超：周边可见血流信号。

左侧腋下未见异常肿大淋巴结。

右腋下可见低回声2.8×1.1cm，皮髓质分界尚清。

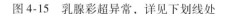

图 4-15　乳腺彩超异常，详见下划线处

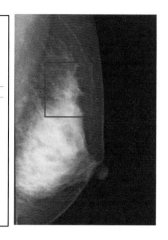

图 4-16　钼靶照片提示簇状钙化，红框标记处。

75. 每年在医院应该做怎样的检查才能尽早的发现乳腺疾病？

我们一般建议年龄小于 30 岁的女性，可以考虑每个月自检；如果没什么不适或异常发现，每 2 年左右找专科大夫检查并进行彩超等检查。如果年龄在 30 岁与 35 岁之间，可以考虑每年找专科大夫检查并进行彩超等检查。如果年龄大于 >35 岁，可以考虑每半年找专科大夫检查并进行彩超等检查，每 1～2 年可酌情行乳腺钼靶检查。

北京协和医院乳腺外科承担了国家十一五攻关课题，经过科学研究提出了乳腺癌筛查的技术路线（图 4-17），供大家参考。技术路线中筛查模型为课题研究成果之一，社区人群可以到北京协和医院乳腺外科门诊进行发病危险性评估，进而明确自己需要进行定期检查的具体方案。

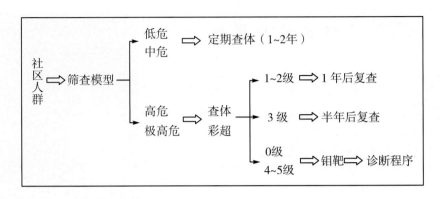

图 4-17　乳腺癌筛查的流程和方案建议

 76. 在医院做乳腺检查的最佳时机？

　　随着现代医学的进步，临床医生的诊断水平不断提高，影像学检查技术的不断更新，在医院进行乳腺检查的结果，受月经周期的影响越来越小。也就是说，可以根据自身的时间安排去医院进行乳腺检查，不一定非要赶在月经周期的某一个阶段去检查。

　　一般来讲，乳腺在月经前 3 ~ 7 天质地较硬，腺体较厚，触诊效果略差。如果条件允许，可以选择月经结束后的 3 ~ 7 天到医院进行检查，或者在乳房无明显肿胀和疼痛时去检查，触诊效果更好。

77. 哪些体检结果不必担心？哪些需要到乳腺专科就诊？

　　如果检查结果是单纯性乳腺增生，甚至是单纯性的乳腺囊肿，不用太在意，也没必要一定用药物治疗，因为单纯的乳腺增生和乳腺囊肿不会增加乳腺癌的发生率，只要注意定期复查就可以了。

　　如果检查出乳房肿块，进一步进行乳腺彩超、乳腺钼靶摄片等均提示肿块"性质待定"，请速速到乳腺专科就诊，也许需要进行组织活检以明确病理诊断。

 78. 乳腺 B 超检查和彩超检查一样吗？

B 超检查和彩超检查不一样，出现混淆的原因是很多女性拿到的彩超检查结果上的照片是黑白的，而不是彩色的。其实，无论 B 超还是彩超检查，检查结果的照片都是黑白的，不能依据照片的颜色来判断是 B 超还是彩超。

那么如何区分 B 超检查和彩超检查呢？这主要取决于超声检查仪器是否具有观察乳腺肿物周围血流情况的功能。如果没有这项功能，就不能观察肿物周围血流情况，仅能提供肿物二维大小、边缘情况、后方回声特点等。但当超声检查仪具有这项功能时，除了观察上述肿物特征，还能够提供肿物周围血流情况。在超声检查仪器上，血流可以呈现出红色或者蓝色，分别代表流入和流出的血流信号，因此称为乳腺彩超检查。由于乳腺肿物周围血流信息对于判断肿物性质十分重要，因此对于乳腺检查，彩超优于 B 超。

 79. 体检拿回来的彩超报告怎么看啊？

对于东方女性，因为乳腺腺体内脂肪含量相对较西方女性少，所以超声检查能更早地发现乳腺疾病。如上所述，乳腺超声分为 B 超和彩超检查，目前的体检中心中使用的仪器多为以上两种，在选择体检机构时可以考察提供的体检项目是彩超检查还是普通 B 超检查。

对于乳腺体检彩超报告的内容需要关注以下几点：

• 乳腺肿块的形态。彩超能提示肿块是实性还是囊性的，是单纯囊性还是有附壁肿瘤，边界是清楚还是不清楚的。实性结节、囊壁上有肿物的囊肿，尤其边界不清、周边及内部血流丰富时，请格外警惕。单纯囊性结节，尤其小于 1cm 时，无需就诊，请严密观察。

● 腋窝淋巴结情况。看看腋窝淋巴结是否肿大，正常情况下是不肿大的。腋窝淋巴结接收上肢及乳房的淋巴回流，如果乳房没有恶性肿瘤迹象，往往看不见腋窝淋巴结，或者发现长条形淋巴结，且皮髓质分界清楚，可以观察。当腋窝淋巴结较大，接近圆形、边界不清、皮髓质分界不清则需要关注。

● 肿块内钙化灶。彩超发现的乳腺内钙化往往是大钙化，可以观察。但最好是复查一个钼靶摄片以明确钙化的形态，如为簇状细砂粒样钙化则需要高度警惕。

此外，有经验的彩超医生还可以结合临床上的肿瘤特征，如有无乳头异常溢液、肿瘤表面皮肤是否有橘皮样改变，以及触及肿块的硬度、活动程度等，做出更为准确的判断。

特别提醒的是彩超对发现乳腺微小病变、判断肿块性质以及准确定位有较大价值，但良、恶性肿瘤超声表现常常有交叉，而且超声检查结果准确性与仪器设备的状态和超声科医生的经验均有关系，这也是很多患者发现几家医院的超声结果差异较大的原因。因此，有乳腺肿块的患者在彩超检查以后，应找专科医生就诊，由医生综合判断，并确定最佳治疗方案，切莫自行判断。

80. 如何看钼靶检查报告？

目前很多体检机构的体检项目都包括钼靶检查。对广大女性而言，钼靶检查较超声检查陌生一些，也不知道如何看钼靶检查报告。通常，体检机构会提供钼靶照片和钼靶报告。大家不需要学习钼靶照片如何看，关键是看懂钼靶检查报告即可。看一份钼靶检查报告主要关注以下几点：

● 有没有肿块。如果肿块的边界不清楚、或伴有毛刺，则需要警惕乳腺癌。

● 是否有钙化。如果可见簇状细砂粒样钙化，则应高度怀疑乳腺癌。如果是散在的、粗大钙化，或蛋壳状、雨滴状钙化，则往往是良性的表现。有时乳房上散在钙化点，可以考虑三个月到半年复查钼靶对比，看钙化有没有变多、有没有变密集。

● 皮肤有无改变。恶性肿瘤表面皮肤经常表现为水肿、增厚等。

目前大多数钼靶报告最后都会给出 BI-RADS 分级，重点要看分级的信息，如果是 1 级或者 2 级，即代表乳腺是正常的，而 3 级、4 级或者 5 级则存在一定病变的可能性比较大，建议向乳腺专科医生寻求帮助。

需要指出的是，钼靶检查通常适合年龄较大、乳腺体积较大、腺体部分退化或者完全退化的女性。而年轻女性（尤其年龄＜30 岁）、乳腺体积较小、腺体未退化以及接受假体置入隆胸术的患者，选择钼靶检查时需要格外慎重。

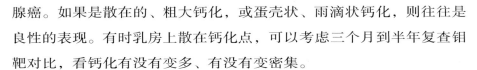

81. 超声检查报告和钼靶检查报告上的 BI-RADS 分级是什么意思？

BI-RADS 的意思是乳腺影像报告数据系统（breast imaging-reporting and data system）。对于超声检查报告和钼靶检查报告，要求影像科医生给出 BI-RADS 分级信息。如果你拿到一份不含有 BI-RADS 分级信息的报告，那么请咨询你的检查医生。

BI-RADS 分级的医学标准详见附件 6，广大女性朋友不要了解那么详细，只需要明确每个分级对应的处理建议即可。一般情况如下：

0 级：无法分级或者需要进一步检查。

1 级：表示无任何发现，正常乳腺。

2 级：表示有一些良性发现，1 年后复查即可。

3 级：表示有一些发现，良性可能性大，建议半年后复查。

4 级：表示有一些发现，不能排除恶性的可能，应考虑活检。

5 级：高度提示恶性病变，必须采取手术等治疗。

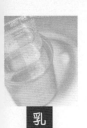

6级：乳腺癌术后。

82. 我需要常规做乳腺 MRI 吗？

不需要。MRI 对于乳腺肿瘤的筛查是有积极意义的。但由于成本较高，目前在国内还尚未普及。乳腺核磁最大的优点可能在于对已经诊断为乳腺癌的患者，拟行保乳手术时，可以用来判断病灶的范围和有无其他病灶，进而判断是否适合做保乳手术。同时对于不可触及的乳腺病变，或乳腺彩超和钼靶都不能评判良恶性的时候，乳腺 MRI 可以给我们进一步的提示，从而提高乳腺癌诊断的准确性。但乳腺 MRI 因为过于敏感，容易存在一定的假阳性率，因此不建议常规进行乳腺 MRI 检查。

第五部分

乳腺癌的治疗

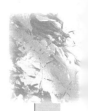

83. 检查发现患有乳腺癌，一定要手术吗？

通常，通过临床医生的触诊、超声及钼靶（甚至核磁）的影像学检查，只能够初步判断乳腺肿物的性质。乳腺肿物的性质最终要依赖病理检查，即在显微镜下观察手术切除的组织细胞形态，判断肿物性质。因此，手术在发挥治疗作用的同时，对于判断乳腺肿物的性质十分关键。检查发现乳腺肿物需病理确诊时，需要进行手术；如果通过穿刺已经确诊为乳腺癌，那么更应该尽早接受手术。

84. 李小姐今年 35 岁，刚刚发现乳腺癌，她想选择保乳手术，可以吗？

35 岁的李小姐正值青春靓丽、事业辉煌的时机，这对于她肯定是个不小的打击。同龄的女性患者，往往会产生如下顾虑："大夫，我这个病切除乳房后是不是会很难看？有没有什么办法能保住乳房呢？我听说有一种保留乳房的手术，适合我吗？保留乳房的手术和全部切除比起来，疗效有什么差别吗？"

上述顾虑年轻女性患者可能都有。首先需要明确的是，这种情况下肯定是需要进行手术治疗的，至于选择什么样的手术方式，主要看有没有保乳的愿望。如果有保乳的愿望，经过医生的综合评估能够符合保乳的条件，就可以选择保乳手术。保乳的条件请见附件 7。目前乳腺癌早期诊断工作取得了极大的进展，大多数年轻女性都有条件接收保乳手术。

85. 陈奶奶今年80岁了，医生检查后说"乳房上的东西不太好"，需要选择手术吗？

需要。您担心的可能是80岁高龄，常常合并着"严重的心脏病和高血压"，还可能安着心脏起搏器，做过心脏支架，对能不能禁得住手术的打击十分忧虑。而且这么大岁数的老人，挨这一刀值不值得?!

您的心情可以理解，不过您可以放心，对于高龄或者有严重基础疾病的患者，目前都采取相对温和的手术方式，即局麻下"乳腺肿物局部扩大切除"，患者耐受性很好，即使是合并着"严重的心脏病和高血压"，还可能安着心脏起搏器，做过心脏支架，也能顺利完成治疗。

86. 我想知道乳腺癌常用的手术方式有哪些？

乳腺癌常见的手术方式主要有以下五种（详见附件7），下面简单介绍一下：

● 改良根治术：是目前最常用的手术方式，适用于大部分的乳癌患者。改良根治术具有术式成熟、病灶切除彻底等优点，但由于切除了单侧乳腺导致外形欠佳（图5-1）。

● 保乳改良根治术：也称为"乳腺肿物局部扩大切除术

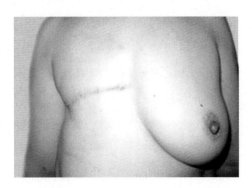

图5-1 改良根治术后外形

+腋窝淋巴结清扫术"，主要适用于那些对身体外形要求比较高的女性（临床上称为"保乳愿望"），但并不是有"保乳愿望"的女性患者都能保乳，需要医生在术前进行具体评估，如果符合保乳的条件，可以选择保乳改良根治术。保乳改良根治术美容效果较好，有经验的乳腺外科医生甚至能够使手术"不留痕迹"（图5-2）。

● 改良根治术 + Ⅰ期再造术：主要适用于那些保乳愿望强烈、但不具备保乳条件的女性患者。该术式对患者创伤较大，费用较高，但疗效与改良根治术相同，外形效果更好（图5-3）。

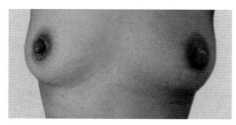

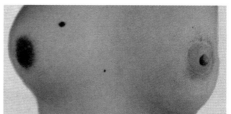

图5-2　保乳改良根治术后的照片，外形效果佳。右侧乳腺乳晕上方的一条淡淡的白色痕迹，即为手术切口，几乎"不留痕迹"

图5-3　改良根治术 + Ⅰ期再造术后。该患者双侧乳腺对称性尚可，右侧乳头为整形再造的乳头，经过整形外科下一个阶段的治疗后，右侧乳头颜色能够与左侧乳头接近

● 乳房单纯切除 + 前哨淋巴结活检术：适合于那些临床"腋窝淋巴结阴性"并且临床评估"腋窝淋巴结转移可能性较小"的患者。该术式外形效果与改良根治术相同，优点是降低患侧上肢水肿的概率，缺点是有可能遗漏腋窝处的微小转移病灶。

● 乳腺恶性肿物局部扩大切除术：主要适合于高龄、基础疾病较重等手术耐性性较差的患者。外形效果较好（类似于保乳手术的效果），但手术彻底性较差，出现局部复发转移的概率较高。

87. 什么是石蜡病理报告？与我的治疗有关系吗？

很多病人家属术后都要询问大夫："病人手术情况怎么样？肿瘤的恶性程度如何？早期的还是晚期的？"当大夫回答"等石蜡病理结果，才能知道具体情况"时，大多数病人家属并不理解，为什么手术后，不能马上知道疾病的早晚呢？什么是石蜡病理报告呢？

所谓石蜡病理报告，是对应术中冰冻病理报告而言的。术中进行肿物切除活检时，会有一个冰冻病理报告，冰冻病理报告能够对肿瘤性质进行快速的判断，告诉我们肿瘤是不是恶性的，以便决定是不是马上进行下一步的手术治疗。至于肿瘤的许多其他具体信息，从冰冻病理检查中无法得到，需要用术后一周左右的时间进行石蜡包埋组织、切片、免疫组织化学染色等步骤后，在显微镜下观察，得到最后的结论，最终反映在石蜡病理报告中。石蜡病理报告包含肿瘤的大小、分化程度、增殖指数、腋窝淋巴结转移状况，以及涉及肿瘤特性的雌、孕激素受体状态、Her-2受体状态等，这些才是指导医生进行病情评估、后续治疗以及预后判断的依据。因此必须等石蜡病理报告才能制定具体的治疗方案。

88. 我得乳腺癌了，就是想知道还能活多少年？

处于事业上升期的小赵，在门诊复诊时真诚地对医生说："大夫，您不用担心我撑不住，您告诉我实话，我还能活多少年？我到底还能活多少年？我不甘心，我一定要利用有限的时间，去完成我的理想！"医生很理解小赵的心情，但真的很难回答这个问题，为什么呢？因为，当概率遇到个体情况时，很苍白！

在诸多恶性肿瘤中，乳腺癌是研究较深入、治疗手段较多、治疗效果较好的一种肿瘤。经过统计分析，乳腺癌总体人群的术后 5 年生存率可达 70%，0 期、Ⅰ 期的乳腺癌患者术后 5 年生存率更可高达 90% 以上。大多数人会落到 70% 里，但总有人会掉在 30% 的圈子里。所以，别想那么多了，活在当下吧，有什么理想，有什么愿望，立即去实现吧，但注意别把自己累着了。

89. 我每次做完骨扫描检查，都觉得身体特别虚弱。骨扫描检查放射性伤害特别大吗？

骨扫描检查确实具有一定放射性，正如所有的放射线检查都具有一定放射性一样，如 X 线胸片、CT 等。但是经过检测，骨扫描的放射性与 X 线胸片类似，甚至比 X 线胸片还小，请大家放心接受检查。

确实有部分患者反应，做完骨扫描检查后自己觉得身体虚弱，这是心理作用导致的。因为骨扫描检查需要静脉注射一定量同位素药物，患者会觉得放射性就这样进入我的身体了，非常担心放射性伤害。这种担心是多余的，放射线是可以穿透人体的，不通过静脉注射，一样可以进入身体，没必要因为静脉注射而引起不必要的担心。

超声检查是没有放射性的，可以短时间内反复进行超声检查。放射线检查具有一定放射性，但对人体来讲是微量的，定期检查接受的放射线数量不会引起身体损伤。如果因为病情需要，必须 2～3 月接受一次骨扫描或者 CT 检查，也不要太担心，虽然比别人多"吃"了一些线，但病情需要时，还是要以病情需要为主。

90. 乳腺癌不同的术式复发转移风险是否相同？

不同的手术方式，术后复发转移的风险肯定不相同，手术方式的选择受患者年龄、身体状况、病情、职业以及对外形的要求等多种因素影响，80岁的老人和20岁的舞蹈演员选择手术方式上肯定存在差异。

91. 化疗这么难熬，真的对乳腺癌患者有好处吗？

毋庸置疑，化疗虽然难熬，但对乳腺癌患者肯定有好处。化疗的作用主要在于杀伤那些手术没有除掉的肿瘤细胞，有效预防复发转移。化疗药物在杀伤肿瘤细胞的同时，也会对正常细胞有损伤，这就是化疗的副作用：对胃肠道细胞有损伤会出现恶心、呕吐和腹泻，对血液细胞有损伤会出现白细胞降低、免疫力降低甚至发热，对头发的毛囊细胞有损伤会造成脱发等。但总体来讲是"得大于失"，请坚持。

很多患者其实最关心的化疗副作用是"是否会脱发"，这与使用的化疗药物密切相关，有的药物会出现脱发，有的则不会，关于这一点可以咨询您的临床医生。

92. 我想知道哪些人需要接受化疗？化疗时如何选择药物？

乳腺癌术后需不需要化疗取决于多方面因素，是一个综合判断，这是医生的任务，患者想详细了解的心情可以理解，但实在没必要。简单地说，复发转移的风险越大，越需要化疗。

很多人还想详细了解化疗时应用的药物，先来看两个临床工作中常常见到的例子：

案例1：钱女士追着大夫说："大夫，我手术后需要化疗吗？如果需要，我家里有的是钱，我要用好的化疗药，不怕花钱！"

案例2：落女士垂头丧气地对医生说："大夫，自从打了化疗以后，我浑身没劲下不了床，每天呕吐、腹泻，吃不了东西，头发全掉光了，都没有人形了！这样我不如死了好，我不想治了！您能不能给我换一些反应小一些的化疗药，或许我还能坚持一下。"

这两个问题主要围绕着化疗药"最贵""最狠"展开。其实选择化疗药物也是一个综合判断，患者没有相应的专业背景知识，很难详细了解。在化疗过程中没有"最贵""最狠"的化疗药物，关键是选择"最合适"的药物。患者需要理解的是，最贵的不一定是最合适的；而且每个药的不良反应是有轻重之分的，同样一个药，这个人反应重一些，那个人可能反应就轻一些，每个人也是有差异的。因此是否选择化疗和选择何种药物进行化疗时，请认真听取医生的建议。

93. 我想对乳腺癌的化疗药物有个全面的了解，能帮助我吗？

至于乳腺癌术后采用什么样的化疗药物和方案，用几个疗程，需要医生根据病人的实际情况，具体问题具体分析，还是那句话："医生会根据每个人的具体情况，如年龄、TNM 分期、肿瘤分化程度、增殖指数、雌孕激素受体状态、Her-2 受体状态等等一系列指标对病人的病情和预后进行综合的判断和评估，来为每一位患者制定适合个人的最佳的治疗方案"。

患者想对化疗药物有个全面的了解，这种心情可以理解，其实没有必要，因为这样反而带来不必要的烦恼，甚至影响治疗效果。为了帮助大家了解化疗药物和方案，把常见的化疗药物和方案列于附件8

中供大家参考。

 94. 常见的化疗副作用有哪些？如何应对？

对某些病人来说，化疗是其治疗过程中的必需环节，不可避免会带来一些副作用，主要的化疗副作用包括乏力、恶心、呕吐、腹泻、骨髓抑制、毛发脱落、心脏毒性、肝脏毒性及生殖系统毒性等。

对于恶心、呕吐，可以采取服用镇吐药物、少食多餐、尽量吃容易消化的食物来缓解症状。如果呕吐严重，必要时要给予静脉营养；对于腹泻，要注意水分和电解质的平衡，必要时输液治疗。

化疗引起的骨髓抑制主要表现为白细胞、中性粒细胞减少，严重的会发生粒细胞缺乏性发热及感染。对此，要每周复查血常规，一旦出现白细胞、中性粒细胞严重降少或粒细胞缺乏性发热，立即到医院进行对症治疗，应用升白细胞药物并预防感染。

脱发后要注意保暖，建议化疗前购买自己心仪发型的头套。爱美的女同胞不必担心，化疗结束后，很快还会长出一头秀发的。

对于化疗药物的心、肝、生殖系统毒性，有基础病的或者有生育要求的女同胞，要和医生充分沟通，并在化疗期间进行严密监测。

总之，"道路是曲折的，前途是光明的"，坚强的信念和科学的处理方法，会帮助女同胞们顺利度过化疗这一关。

95. 什么样的情况需要放疗啊？我想知道自己需不需要进行放疗？

放疗是乳腺癌综合治疗的一部分，是乳腺癌局部治疗的一项极其重要的手段。放射治疗在乳腺癌治疗中主要包括以下几个方面：

● 保乳手术后患者。是乳腺癌保留乳房后综合治疗中不可缺少的部分，直接影响乳房的美容效果和局部复发率。也就是说保乳患者必须做放疗。

● 乳腺全切术后患者。能够有效降低局部复发率，并在一定程度上提高生存率。根据现有的临床数据以及经验，对于符合以下条件之一的乳房全切患者需行放疗：原发肿瘤直径≥5cm，胸肌筋膜受侵，腋窝淋巴结转移数≥4个或手术切缘阳性。照射范围包括胸壁、锁骨上、内乳淋巴结引流区。

● 局部晚期乳腺癌患者。不能进行手术的情况下，放疗也许对控制局部病灶有帮助，谨遵医嘱。

● 局部复发患者。放疗是重要的治疗措施之一。

● 转移性患者。姑息性放疗，如骨转移患者的镇痛；预防病理性骨折及脊髓压迫；脑转移患者降低颅内压等。上述情况下放疗对改善远处转移患者的生存质量，并延长患者的生存时间具有重要作用。

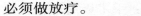

96. 哪些病人不适合做放疗？我有免疫性疾病，不知道对放疗有没有影响？

对于妊娠期乳腺癌、曾经接受过胸部或者纵隔放疗的乳腺癌患者，都不适合做放疗。对于患有一些特殊疾病的患者，如免疫系统疾病中的系统性红斑狼疮、硬皮病等，因为放疗后可能导致严重并发症，一般不适合做放疗。由于保乳手术后必须接受放疗，因此对于有以上不适合做放疗的情况的患者，选择保乳手术时需要格外慎重。因此，如果您有免疫性疾病，请详细告知乳腺科和放射科医生。

97. 医生告诉我需要做化疗和放疗，我现在正接受化疗，我想知道什么时候开始做放疗？

放疗与化疗的时间配合有以下几种方式：首先化疗，随后放疗；首先放疗，随后化疗；放疗与化疗同时进行以及化疗、放疗交替呈

"三明治"形式。他们分别基于不同的理论基础：手术以后辅助化疗延迟可能会增加远处转移的发生率，而术后放疗的延迟可能导致局部控制率的下降。因此，辅助化疗和放疗的时间配合并不唯一。但根据目前已有的临床证据和经验，当手术切除完整，患者具有辅助化疗指征时，首先做化疗，化疗结束后做放疗，放疗开始时间最迟不宜超过术后半年。

98. 放疗有哪些副作用？

● 心血管放射性损伤。使得冠状动脉粥样硬化的发生年龄提前、程度增加。此外，蒽环类化疗药联合放疗时，降低心脏放射耐受性。也就是说，乳腺癌患者通过放疗获得的生存优势必须在心脏毒性控制在合理的范围内，才能体现。随着放疗技术日益发展及合理化，降低心脏毒性是完全可能的。目前正在发展的三维放疗技术使得心脏接受的放射剂量正在逐渐降低。

● 肺部放射性损伤。肺部并发症主要表现为放射性肺炎，但发生率较低。影响放射性肺炎的因素包括照射容积、总剂量、分次剂量。虽然放疗会影响肺功能，但肺功能的变化，尤其是通气功能的变化在一定程度上是可逆的，也就是说随着时间的延迟，肺功能可以逐渐恢复。

● 臂丛神经损伤。由于臂丛神经的位置与乳腺癌腋窝淋巴结引流区紧邻。因此当锁骨上或腋窝后野接受照射时，臂丛神经会受到不同程度剂量的照射。临床表现为同侧上臂及肩膀的疼痛、麻木、刺痛以及上肢无力。这些症状可以在放疗结束后数月至数年才出现。此外神经的损伤与照射剂量有关。

● 上肢淋巴水肿。上肢淋巴水肿不仅与放疗有关，与手术也有很大的相关性。单纯腋窝淋巴结清扫或者单纯放疗，上肢淋巴水肿的发生率均在 10% 以下，但如果清扫腋窝淋巴结后做腋下照射，发生率会明显上升。因此，腋窝放射需慎重。

 99. 激素受体阳性和阴性是什么意思？

雌激素、孕激素等性激素在乳腺发育、增生、萎缩等生理过程以及乳腺癌的演变阶段中均起了重要的作用。目前临床上常规检测雌激素受体（病理报告上的 ER）和孕激素受体（病理报告上的 PR），指导临床治疗方案的选择。大约 70% 的乳腺癌患者要么 ER 和 PR 都是阳性，要么两者中至少有一个为阳性，这部分患者都需要进行内分泌治疗。内分泌治疗主要采用药物治疗，如应用雌激素受体阻断剂或者抑制雌激素生成的芳香化酶抑制剂等。ER 和（或）PR 阳性，不仅可以指导乳腺癌的内分泌治疗，而且在评价临床疗效以及判断预后等方面均具有重要的意义。总体来讲，在其他因素相同情况下，ER 和（或）PR 阳性预后优于 ER 和 PR 阴性。

100. 如果激素受体阴性，还要进行内分泌治疗么？

根据激素受体状态，乳腺癌患者可以分为内分泌治疗有效和内分泌治疗无效两种类型，也就是说 ER 和（或）PR 阳性，内分泌治疗有效；而 ER 和 PR 均为阴性，则内分泌治疗无效。因此 ER 和 PR 均为阴性的患者不需要进行内分泌治疗，而其中一个为阴性一个为阳性时，仍然可以接受内分泌治疗。

101. 服用这么长时间的内分泌治疗药物，有没有副作用啊？

有，但都是能够克服的。

选择性雌激素受体拮抗剂，如他莫昔芬和托瑞米芬的副作用主要是子宫内膜增厚。当增厚到一定程度时，可以考虑求助于妇科医生进行刮宫治疗。

芳香化酶抑制剂，如来曲唑、阿那曲唑和依西美坦的主要副作用是骨质疏松，建议大家服药的同时加强补钙。

除以上副作用外，其他副作用较为少见且对患者影响较小。总之，在服药过程中出现任何不适请及时与医生进行沟通。

102. 什么是 HER-2，赫赛汀治疗是怎么回事？

Her-2 就是人类表皮生长因子受体-2，那么什么是表皮生长因子受体呢？机体肿瘤细胞与细胞之间是通过一系列的信号相连接，他们对肿瘤的生长、死亡、转移起着非常关键的作用。打个比方，如果在这些信号通路的关键位置上，放置一些哨兵，把这些道路卡死，那么肿瘤细胞得不到司令部的指令，就无法生长。表皮生长因子受体就是众多关键位置中最重要的一个，位于细胞膜上，目前其结构和功能研究较为透彻，赫赛汀就是针对 Her-2 的药物，是站在 Her-2 这个位置上的哨兵。目前，赫赛汀治疗已经成为乳腺癌综合治疗中不可或缺的重要部分。

103. HER-2 阳性一定要进行赫赛汀治疗吗？

不一定，导管内癌患者 HER-2 阳性时不需要进行赫赛汀治疗，浸润性癌患者如果仅为导管内癌部分 HER-2 阳性也不需要进行赫赛汀治疗，而浸润性癌患者如果浸润性癌部分 HER-2 阳性则需要进行赫赛汀治疗（图5-4）。赫赛汀的主要作用是降低复发率、提高生存率，但由于其价格非常昂贵，因此应用起来需要格外慎重。对于导管

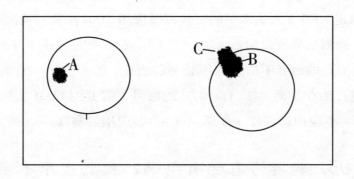

图 5-4　导管内癌（A）、浸润性癌的导管内癌部分（B）及浸
润性癌的浸润部分（C）示意图（○代表乳腺导管壁）

内癌患者，由于其复发风险极低，而临床经验表明应用赫赛汀治疗带
来的疗效十分有限，因此不建议应用。对于浸润性癌患者如果仅为导
管内癌部分 HER-2 阳性，临床经验亦表明应用赫赛汀治疗疗效有限，
因此也不建议选用。对于浸润性癌患者如果浸润性癌部分 HER-2 阳
性，临床经验表明应用赫赛汀治疗能够使复发危险性降低一半左右，
而生存率提高一倍左右，因此强烈建议选择。

　　值得提出的是，很多医院的病理报告在给出"浸润性癌"和
"HER-2 阳性"的病理诊断时，并没有标明 HER-2 阳性的部位，需要
临床医生、患者和病理科医生进行沟通，以帮助选择赫赛汀治疗。

104. 为什么还要用 FISH 法重测一次 HER-2 状态呢？

　　常用的 HER-2 检测方法是免疫组化法（即 IHC 法）和荧光原位
杂交法（即 FISH 法）。IHC 法检测 Her-2 基因的蛋白表达水平，准确
性尚可，操作简便、费用低廉，适用于初筛，是目前临床上首选的检
测方法。而 FISH 法是检测 HER-2 基因扩增的拷贝数，能够更加准确

的反应 HER-2 基因的表达情况，但操作稍复杂，费用较高，当 IHC 法无法确定 HER-2 表达水平的时候需要应用 FISH 法重新检测一次。

IHC 检测结果可以为：（－）、（＋）、（＋＋）、（＋＋＋），对于（－）、（＋）的患者不适合应用赫赛汀治疗，（＋＋＋）的患者需要应用赫赛汀治疗，而对于（＋＋）的患者，需要用 FISH 复测，如果为（－），不应用赫赛汀，如果为（＋），应用赫赛汀。

105. 赫赛汀真的有用吗？我到底用不用赫赛汀呢？

什么样的患者需要应用赫赛汀治疗详见问题 104，并不是所有的患者都需要应用赫赛汀。对于浸润性乳腺癌患者如果浸润性癌部分 HER-2 阳性，那么应用赫赛汀肯定有用，强烈建议选择使用。赫赛汀的作用机制见附件 9。

106. 赫赛汀非要用 1 年吗？

临床研究结果提示，术后赫赛汀辅助治疗的标准方案是每三周或一周一次，疗程为 1 年，如果缩短疗程或者减少用量，那么疗效会明显降低，因此医生强烈反对随意更改赫赛汀治疗的疗程。

107. 我是"三阴性乳腺癌"吗？

三阴性乳腺癌指 ER、PR、HER-2 均为阴性的乳腺癌患者，石蜡病理报告可以给出是否是"三阴性乳腺癌"的确切信息。

108. 三阴性乳腺癌预后很差吗?

　　三阴性乳腺癌占所有乳腺癌患者的 10% ~ 20%，在乳腺癌的综合治疗中，无法进行内分泌治疗、生物治疗，只能进行化疗，因此这一类型的乳腺癌患者预后较差。但是在其他条件相同的情况下，三阴性乳腺癌的预后好于 ER、PR 均为阴性且 HER-2 过表达者，后者经过赫赛汀治疗其无病生存率和总生存率与三阴性乳腺癌类似。

　　值得提出的是，乳腺癌患者的预后除与受体状态相关外，还取决于肿瘤大小、淋巴结是否侵犯等因素，因此不应该盲目认为三阴性乳腺癌预后就很差。

第六部分

乳腺癌术后及康复

109. 乳腺癌术后常见的并发症有哪些?

有经验的乳腺外科医生进行乳腺癌术后,并发症很少见,发生率在 5% 以下。常见的并发症主要有出血、皮下积液、皮瓣坏死、患侧上肢感觉运动障碍以及患侧上肢淋巴水肿等。其中出血、皮下积液、皮瓣坏死是手术后短期内可能出现的并发症,不必过度恐惧,经过适当的外科对症处理,基本都能够得到解决。患侧上肢感觉运动障碍是出院后日常生活中遇到的主要问题,是由于手术中对一些细小神经及皮神经的损伤导致的,有的患者 1 年之后即可自行恢复,大部分患者要 2 ~ 3 年后才能好转。患侧上肢淋巴水肿在术后的任何时间都有可能出现,有的甚至在术后 3 ~ 4 年出现,多数情况下都伴有一定的外因,详见第 118 问。

110. 乳腺癌术后最大的生命威胁是什么?

可以说,乳腺癌术后最大的生命威胁是"不能正视疾病、不能快乐生活"。总是担心复发,没事儿也会被吓出病来的。

其实,对乳腺癌患者最大的威胁是肿瘤向远处转移(如骨、肺、肝、脑等)。诊断乳腺癌时,分期越靠后,越容易发生远处转移。这些致命威胁越早发现越好,所以乳腺癌患者要定期接受检查(检查内容详见第 111 问),术后两年内每半年一次全面检查,两年以后每年进行一次全面检查。那么查到什么时候呢？一直查下去！不要有思想负担，身体健康的人，也是一年进行一次全面查体嘛！

111. 乳腺癌术后复查包括哪些内容？

乳腺癌术后需要定期检查，术后两年以内复发转移可能性较大，全面复查时间间隔较短；之后复查频率可以有所减少。检查内容并不复杂，详见以下三点：

● 术后两年以内。每半年复查一次，每次复查包括对侧乳腺及双腋窝彩超、腹部肝胆胰脾双肾彩超、盆腔子宫及双附件彩超以及 X 线胸片，其中半年和一年半时需要加做骨扫描检查。

● 术后 2~5 年。每一年检查一次，每次复查包括对侧乳腺及双腋窝彩超、腹部肝胆胰脾双肾彩超、盆腔子宫及双附件彩超、X 线胸片以及骨扫描检查。

● 术后 5 年以后。每 1 年检查一次，每次复查包括对侧乳腺及双腋窝彩超、腹部肝胆胰脾双肾彩超、盆腔子宫及双附件彩超以及 X 线胸片，骨扫描隔年做一次。

复查的时间是从手术时间开始算起的，不需要十分严格，上下差 1~2 个月都没有关系。也就是说术后半年、一年、一年半、两年、三年、四年、五年、六年……需要进行定期检查，记住了吗？

需要提醒的是，一部分患者接受了子宫及双附件切除手术，这类患者不需要再进行盆腔检查了，请提前告知医生，以免带来不必要的麻烦。以上这些检查内容均是和乳腺癌密切相关的检查项目，如果患者还伴有其他问题，则需要增加检查项目，如甲状腺有结节的患者需要加做甲状腺彩超，化疗时肝功能异常者需要抽血加做肝功能检测等等，复查时患者要与医生详细沟通自己的情况。

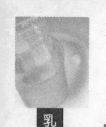

 112. 乳腺癌术后复查到底查不查血？

抽血检查内容很多，相关项目主要有血常规、三全（肝全、肾全、脂全）、性激素水平以及肿瘤标志物等等。

术后长期服用内分泌治疗药物（如托瑞米芬、阿那曲唑、来曲唑和依西美坦等）可能对血常规和三全产生影响，少数情况下会出现白细胞减少、转氨酶增高以及肌酐清除率降低等，需要定期检查。

长期服用托瑞米芬可能会导致闭经现象，尤其是 45 ~ 50 岁女性患者服药后闭经可能性更大。连续 12 个月没有来月经时需要抽血查性激素水平以明确是否绝经，绝经后可以换用其他内分泌治疗药物。

当出现局部复发和远处转移时，一部分患者会出现肿瘤标志物表达水平大幅增高，尤其是 CEA 和 CA125。虽然肿瘤标志物正常也不能完全排除局部复发和远处转移可能性，需要加做影像学检查，但肿瘤标志物的变化对评估病情有帮助。

综上所述，乳腺癌术后复查是否抽血因人而异，希望本书能够帮助患者清楚地知道自己复查时是否需要抽血。

113. 乳腺癌术后放疗是怎样实施的？

乳腺癌术后放疗主要包括以下三方面内容：

● 乳房和胸壁的照射。患者常规采取仰卧位，患侧上臂外展 90°，照射范围包括完整的乳房，腋窝乳腺组织、胸肌和乳房下的胸壁淋巴引流区。完整的乳房照射应使放射野得到均匀的剂量，每周照射 5 次。

● 胸壁照射。基本照射技术同完整乳房，特殊之处在于胸壁的手术切口瘢痕必须在放射野剂量稳定的区域内，并且胸壁照射需保证足够的皮肤和皮下剂量。复发患者的照射需对复发灶加量。

● 区域淋巴结的照射。如果患者已接受腋窝淋巴结清扫，预防性照射的区域为锁骨上淋巴结。内乳淋巴结是否照射尚存在争议。内乳淋巴结的照射不仅要合理的靶区覆盖，同时要将关键器官如心、肺的照射剂量降至最低限度。

114. 乳腺癌术后内分泌治疗就是吃5年的药吗？

不是，服用5年内分泌治疗的药物是乳腺癌术后内分泌治疗的主要方式，但乳腺癌术后内分泌治疗还包括其他方式，例如卵巢去势，即通过药物或者手术或者放疗的方法，使得卵巢不能分泌雌激素，从而无法促进癌的生长。具体选择什么样的方式进行内分泌治疗，谨遵医嘱。

115. 乳腺癌患者怎么制订术后上肢功能康复计划？

前面已经介绍过，治疗乳腺癌的手术有好几种，最常见的是改良根治术和保乳改良根治手术，这两种手术都是需要进行腋窝淋巴结清扫的。这些手术的创伤可能会导致患侧上肢功能障碍，比如上肢淋巴水肿、肩关节运动幅度受限、易疲劳等。为了尽量避免这些症状的出现，我们需要从术后的第一天就开始功能锻炼，争取早日恢复患侧上肢的运动能力。

乳腺癌手术后大致可以分为早期和长期康复期。每个时期适合的运动是不同的。术后早期又大致可以分为卧床期、切口拆线前期。

● 卧床期一般是指术后前3天。此时我们刚刚经过手术和麻醉的双重打击，生理机能也处于抑制状态，再加上腋窝留置了负压引流、胸壁切口裹着厚厚的绷带，所以此时运动的主要目的是避免上肢水肿，而又不影响伤口愈合。这一时期要尽量保持肩部制动，避免皮瓣下和腋窝的出血和积液。这个时期鼓励手、腕部及肘关节运动，可做屈伸手指、握拳松拳以及肘部的屈伸，可以同时让看护者帮助按摩患侧上臂和肩部的肌肉，或者自行收缩放松这些肌肉，这些活动既不致对皮瓣贴合产生影响，又促进了静脉和淋巴回流，可以有效避免患侧上肢的早期水肿，同时也有助于手部精细运动的恢复。

• 伤口拆线前期是指去除腋窝负压引流直至切口拆线的时期。此时，患者已经可以下床自由活动，而切口和创面正处在迅速愈合期。此时的运动原则是在保证切口愈合的情况下，尽量通过运动减少瘢痕形成对肢体功能产生的影响。此时患者可以逐渐增加肩部的运动，尤其是外展和内收的动作，比如在健侧上肢的帮助下练习触摸同侧及对侧的耳朵。一般在术后 7 天左右会拆除胸部加压包扎，此时拿起木梳、梳理头发就是个很不错的锻炼运动。但是，要记得此时皮瓣并未与皮下组织完全贴合，一定要避免暴发性的快速动作，所有的动作都应该是轻柔、缓慢的，循序渐进、适可而止。

• 长期康复期功能锻炼的主要目的是恢复患侧上肢的外展、前伸和后伸功能，具体锻炼方法和计划详见第 117 问。

116. 乳腺癌患者术后何时开始运动合适？每天、每周的运动量应该为多少？有较好的运动时间表吗？

切口如期愈合并拆线后，我们就要考虑到如何让自己的上肢功能恢复到手术前的状态。最关键的时期主要是在 6 个月之内，前 3 个月尤其重要。此时，已经不用考虑切口的问题。这一时期，正是胸壁和腋窝的瘢痕形成时期，此时的运动和功能恢复锻炼可以有效避免因瘢痕组织形成而造成的关节活动范围受限。爬墙训练是简单而且有效的方法（见第 117 问），一定要相信自己，通过锻炼上肢功能肯定能恢复得和从前一样。

以上介绍的主要是手术后患侧上肢的针对性功能锻炼。那么，爱运动的患者可以恢复从前的爱好了吗？远足、慢跑、骑自行车这些有氧运动是鼓励的，这些运动不仅不会对我们的术后恢复产生负面影响，还有助于我们恢复体能、调整身体状态以及愉悦心情。而羽毛球、乒乓球、网球、游泳等活动，如果过于剧烈可能会造成我们的患侧上肢的运动量过大，从而导致水肿的机会增加，因此要适度。原则是没有哪种运动是完全禁止的，但是患侧上肢运动量大的要适可而止。

何时开始恢复运动和运动量的大小，并没有严格要求，这完全是因人而异的。每个人的体能和爱好不同，我们完全可以根据自己的情况制定一个适合自己的运动时间表。个性化的运动计划，可以帮助我们在找回乐趣的同时，也找回健康。

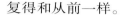117. 术后如何进行上肢功能锻炼？

乳腺癌术后上肢功能锻炼要遵循循序渐进的原则。锻炼时会出现一定程度的不适（主要是疼痛），这一点要由患者自己来把握，有一点点疼痛是可以的，但如果过于疼痛则需要注意锻炼的强度。功能锻炼不是一蹴而就的，需要长期坚持。

功能锻炼主要以患侧上肢的外展、前伸和后伸功能为主，最常用的锻炼方式为"爬墙"。锻炼外展功能时（图6-1），请身体侧对着墙，将患侧上臂外展，记录下外展所能到达的高度（如图6-1a示最低的便签纸所在的位置）。之后，每天坚持患侧上肢外展爬墙锻炼，强度以不引起上肢明显疼痛为宜，每天爬墙的高度只要不低于前一天即可。每当高度有一点点进步的时候，都在墙上做一下标记鼓励自己。慢慢地爬墙的高度会不断提高（如图6-1b中间的便签纸所在的位置）。外展功能锻炼的最终目标是能够外展平举患侧上肢（如图6-

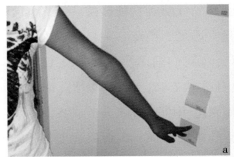
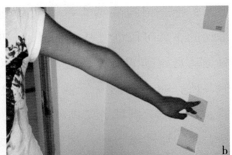
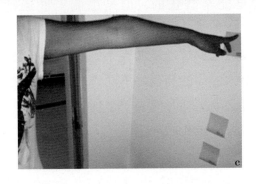

图6-1　患侧上臂外展功能锻炼方式

a 最初的高度；b 高度在不断提高；c 外展平举的高度

1c 最高的便签纸所在的位置），达到这个高度后患者自己梳头、穿内衣以及戴耳环等日常动作都应该没有问题了。锻炼前伸功能时（图6-2），请身体面对着墙，将患侧上臂前伸，记录下前伸所能到达的高度（如图6-2a 示最低的便签纸所在的位置）。之后，每天坚持患侧上肢前伸爬墙锻炼，强度仍以不引起上肢明显疼痛为宜，每天爬墙的高度只要不低于前一天即可。慢慢地爬墙的高度会不断提高（如图6-2b 中间的便签纸所在的位置）。前伸功能锻炼的最终目标是能够前伸平举患侧上肢（如图6-2c 最高的便签纸所在的位置）。锻炼后伸功能时（图6-3），请身体背对着墙，将患侧上臂后伸，记录下后伸所能到达的高度（如图6-3a 示最低的便签纸所在的位置）。之后，每天坚持患侧上肢后伸爬墙锻炼，强度仍以不引起上肢明显疼痛为宜，每天爬墙

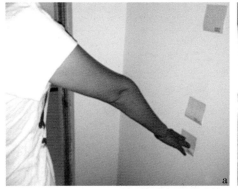
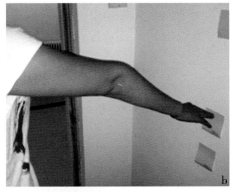
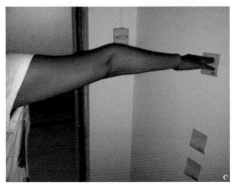

图 6-2　锻炼前伸功能示意图

a 最初的高度；b 高度在不断提高；c 前伸平举的高度

的高度只要不低于前一天即可。慢慢地爬墙的高度会不断提高（如图6-3b 中间的便签纸所在的位置）。后伸功能锻炼不要求患肢能够后伸平举，只要达到图 6-3b 的位置、能够满足自己穿内衣即可。

　　但是，随着手术水平的不断提高，腋窝损伤程度越来越小，很多患者经过恰当的功能锻炼，能够恢复到术前的水平，看不出患侧和健侧有任何区别，很令人鼓舞。

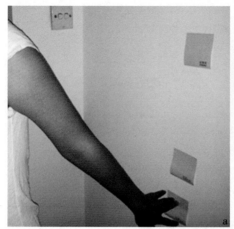
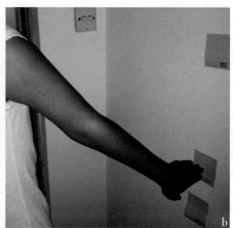

图6-3　锻炼后伸功能图

a最初的高度；b高度在不断提高，不要求达到后伸平举的水平

118. 如何预防乳腺癌术后上肢水肿?

先来看一个例子：

乳腺癌患者常女士乳腺癌术后一年了，之前一直遵照医生的嘱托，避免患侧上肢剧烈运动，以免产生淋巴水肿，但随着时间的延长，常女士觉得危险期过去了，于是忍不住以前的爱好的诱惑，去打网球，结果没几次，胳膊就肿了，常女士委屈地说："我术后这么长时间一直注意得很好，都快一年了，谁还能想到这么长时间过去了，胳膊还会肿啊?"

其实，乳腺癌术后预防上肢水肿是个长期的任务，临床上常常发现术后2~3年出现水肿的患者，但水肿之前常常都有明显的诱因，如上例中的常女士打网球，一般认为乳腺癌患者需要放弃打网球这类上肢活动量比较大的运动。此外，静脉输液也可诱发患侧上肢水肿。患者要尽量避免患侧上肢静脉输液。一部分乳腺癌患者术后要进行静脉化疗，这时需要避免在手术侧上肢进行输液，否则有可能引起患侧上肢水肿。目前，多建议接受化疗的患者在化疗前进行健侧中心静脉置管，保证化疗的顺利进行，同时也保护患者的血管。

其他可能引起患侧上肢水肿的原因还包括：患侧上肢的感染、淋巴管炎等，此外，一些不适当的动作可能会导致患侧上肢水肿或水肿加重，如用搓衣板洗衣服（图6-4）、用拖把拖地（图6-5）、搬重物和患侧上肢挎包（图6-6）等，应避免长时间重复此类动作，以减少患侧上肢水肿的发生。

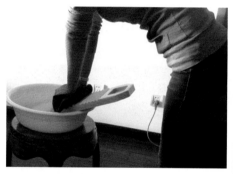

图6-4　用搓衣板洗衣服容易导致患侧上肢水肿

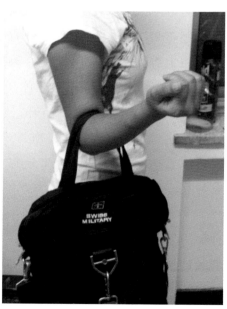

图6-6　乳腺癌患者术后容易导致患侧上肢水肿的挎包方式

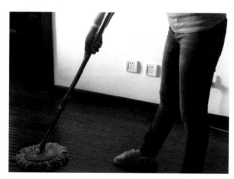

图6-5　用拖把拖地容易导致患侧上肢水肿

119. 我是一名乳腺癌患者，目前上肢水肿很厉害，有什么办法吗？

乳腺癌术后上肢水肿发生率较低，一旦出现处理起来十分棘手，可以说术后上肢水肿重在预防（见第118问）。出现了上肢水肿，可以尝试以下几种方式，但小部分患者对所有治疗方法都无效。

● 药物治疗。服用减少水肿、增加静脉回流的药物，常见的是迈之灵，30%~40%患者用药后能够一定程度缓解上肢水肿。

● 机械帮助淋巴回流。最常用的是"缠布带"法。将棉布带子自手腕开始往上缠，帮助淋巴回流，缠好后坚持3~5分钟（观察手的颜色，以不引起患侧手麻木为宜），松开，隔10分钟再次缠（图6-7）。每次缠3~5次，每天进行2~3次，部分患者效果好。

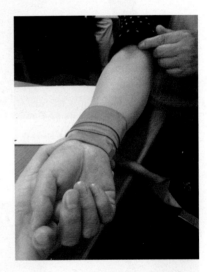

● 戴弹力手套。目前市面上有一种弹力手套，可以套在上肢上，辅助静脉回流，其作用原理与"布带子"类似，但应用起来较为方便，效果与"缠布带"法类似。

图6-7 "缠布带"法促进患侧上肢回流

● 手术干预。严重的上肢水肿会导致上肢功能丧失（图6-8），对日常生活影响很大，可以考虑手术帮助缓解症状，包括吸脂，淋巴管静脉吻合术等手术。

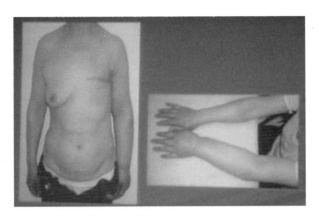

图 6-8　严重的上肢水肿照片，左侧上肢明显水肿

120. 病友患侧上肢水肿了，我也觉得自己有点儿水肿，我想知道是不是真的水肿了？

这是乳腺癌患者术后最常遇到的疑问。其实关于乳腺癌术后上肢水肿，目前尚没有国际通行的定义。国内目前多采用台湾学者的定义为"上肢淋巴水肿是淋巴系统受到破坏，导致上肢淋巴系统循环及回流受到影响，使得富含蛋白质的淋巴液堆积在上肢，从而产生肿胀的现象"。也就是说，只要出现肿胀就可以认为是上肢水肿了，但是轻微的水肿丝毫不影响功能，不需要紧张，那么什么程度的水肿才需要引起重视呢？关于水肿的标准，有的学者建议比较双侧上肢特定位置的周长（图6-9），有的则建议比较双侧上肢特定位置的体积比（图6-10）。目前常用的诊断标准是，某一特定位置的上肢周长，患侧周径＞健侧2cm 即可诊断为上肢水肿，当＞2～3cm 时诊断为轻度水肿，3～6cm 时诊断为中度水肿，＞6cm 时诊断为重度水肿。

值得注意的是，所有的重度水肿都是从轻微水肿开始的，如果自

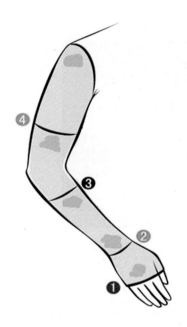

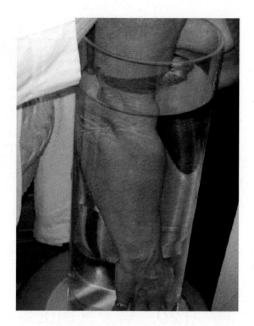

图 6-9 测量上肢周长的方法，用卷尺测量上肢四个点的周长，比较双侧上肢周长的差异

图 6-10 测量上肢体积方法，可比较双侧上肢体积的差异

已觉得有点儿水肿，那么就要避免问题 118 中提到的可能引起上肢水肿的原因，最大程度减少上肢水肿发生的可能性。

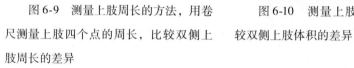 **121.** 术后，我又想活动，又怕水肿，怎么办啊？

　　乳腺癌术后必须要进行适当功能锻炼，这是因为患侧腋窝淋巴结清扫后会出现瘢痕形成，导致患侧上肢功能受限，如果不进行恰当的功能锻炼，将有生活不能自理的可能性。进行功能锻炼的目的就是生活能够自理，主要指标是能够自己穿内衣和能够自己梳头。恰当的锻炼强度和方式，不会增加上肢水肿的发生率（上肢水肿主要是由于第118 问中列出的诱因导致的），具体锻炼方式详见第 117 问。

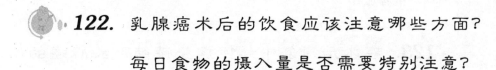

122. 乳腺癌术后的饮食应该注意哪些方面？
每日食物的摄入量是否需要特别注意？

乳腺癌术后的不同时期，饮食需要注意的重点会有一些差别。

• 术后恢复期。这一时期患者最需要摄取的是能够帮助切口愈合、恢复体能的食物。术后 1～2 天，身体还处于应激时期，此时应该适当给予低蛋白、易消化的食物；一般术后 3 天以后，身体的机能（尤其是胃肠道功能）逐渐恢复正常，此时应该逐渐增加食物中的蛋白质成分，比如牛奶、肉蛋类、鱼类等食物，因为蛋白质的充足供应有利于减轻组织水肿、促进伤口生长和创伤修复。切口拆线后，应该已经恢复正常饮食。此时，对于需要化疗和放疗的患者，要尽量加强综合营养，为下一步的治疗提供储备。

• 放化疗期。化疗和放疗对身体的打击非常明显，尤其是化疗，食欲减退、呕吐、腹泻和便秘、乏力和疼痛接踵而来，都会对我们的饮食状态造成影响。这时候应该掌握的饮食原则是"能吃什么吃什么"。此时期的饮食应该多样化、不偏食、荤素搭配，选择易消化的食物，尽量少吃油炸食物，减轻消化道的负担。水果、蔬菜中含有大量维生素，有助于提高机体免疫力，减轻放化疗副反应，应该保证充足。对于大剂量放疗的患者，要补足葡萄糖，可进食富含淀粉和糖分的食物。每日的食物摄入量并没有具体的要求，记得要充足但适量，低脂肪、高蛋白和富含维生素的饮食是有益的。但是，如果摄入量过度，造成肥胖的话，就适得其反了。需要牢记的是：没有任何一种食物可以预防肿瘤或者治疗肿瘤，但是健康的饮食可以帮助构建强大的免疫系统，协助抗肿瘤治疗有效发挥作用。在整个治疗结束后，仍然要坚持健康饮食，营养均衡，保持合理体重。

• 激素受体阳性的乳腺癌患者，其发病机制可能与雌激素相关，此时要注意减少进食富含雌激素的食物或营养品，以及不了解成分的

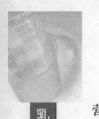

营养品均不推荐服用。

123. 在术后康复中如何调整情绪？乳腺癌的突然来袭让我不知所措，是否可以给我一些这方面其他人的生活信息？我需要服药调解我的情绪吗？

乳腺癌对患者的心理冲击是巨大的。对于那些接受了手术，特别是接受了全乳切除的患者来说，癌症侵袭和失去乳房的双重打击会使人觉得痛苦也似乎成了双倍的。"为什么只有我如此不幸？为什么她们似乎不像我这么痛苦？为什么她们可以坦然接受？"这些问题不停困扰着患者的生活。

事实上，这样的疑问纠缠着几乎所有的乳腺癌患者。那么，患者如何"对付"这些不良情绪呢？

首先，乳腺癌并不像大多数癌症那么可怕。我们完全可以把她当成一种普通疾病来看待。我们会因为发现自己得了高血压、糖尿病而忧心忡忡吗？其实，大多数的恐惧都来源于不了解。首先应该明确的是大多数乳腺癌患者的预后都很好，尤其是那些早期的患者，大部分人在经过正规的治疗后都健康的生活着。随着医生对乳腺癌这种疾病的了解更加深入和新药的不断问世，乳腺癌的临床治愈率越来越高。

那么，什么样的情绪才是我们该有的呢？有一位患者说得好："先崩溃，后面对！"了解乳腺癌、积极面对挑战、平静如常的生活应该是最好的态度。当患者了解了乳腺癌并没有那么可怕的时候，更应该积极地去面对她，为此所受的躯体之苦可以换来健康的未来。或许身体已经没有那么完美了，但是还有生活的乐趣，事业的挑战以及家庭的温暖是可以继续享受的。没有药物能够完全医治我们的不良情绪，大多数人也不需要药物来调整不良情绪，找个人倾诉、找个新爱好、开始一个新事业，都有助于我们克服不幸和痛苦的幻想。情绪波动是完全正常的，只要想到我们并不孤单就可以了。

要知道，身边有很多的乳腺癌患者都在正常的生活着。

124. 乳腺癌手术后多久就能如常地坐飞机火车？

术后体力恢复后，患者就可以像健康人一样生活，包括坐飞机和火车。患者可能会需要口服药物或间断复查，但是，这不会影响重新投身工作。

在伤口尚未完全愈合的时候，剧烈的震动或外界压力改变确实有可能影响切口愈合，因此在伤口完全愈合前尽量减少乘坐飞机和火车。但是当切口愈合良好并拆线后，就可以像正常人一样乘坐各种交通工具了。

125. 我平时能负重吗？能做重体力劳动吗？哪些是我不能做的，哪些是我能做的？

是的，乳腺癌患者可以负重，但是患侧上肢的负重能力会有一定减弱，这并不是因为肌肉力量的减小。事实上患者可以通过锻炼能够使肌肉更强健。然而患侧上肢的过度或长时间负重会增加上肢水肿的机会，所以要妥善保护自己的患侧上肢，这种保护包括不要提拉对你来说过度沉重的物体，或者长时间让患侧上肢处于下垂的体位。休息时，要把患侧上肢抬高，最好在高过心脏的位置，也不要穿过紧的衣服，这样才有利于血液和淋巴液的回流。比如在看电视或睡眠时，在肢体下面垫上一个枕头。患者还应该时常自己按摩患侧上肢的肌肉。这些都能够减少患侧肢体肿胀的可能性。

无论想做什么，都要记住：量力而行。

126. 乳腺癌术后康复中性生活中应注意的问题有什么？

性生活这个话题总是让乳腺癌患者"想要提起不容易"，有一些患者思前想后在私下里问："医生，我还能过性生活吗？"问完后还很是不好意思。

我们想说的是：得了乳腺癌并不等于告别性生活。能不能过性生活的唯一衡量标准就是身体觉不觉得累、负担重不重。如果自己可以承受，那医生不反对，而且从长远来看，恢复性生活对提高患者生活质量及预防复发都是有好处的。所谓适度的性生活即指性行为过后，自身不感到疲倦，次日也不会出现头昏脑胀、腰酸腿痛、精神不佳等症状，病人可根据自身情况自行把握。如果癌症治疗结束、病情稳定、体力逐渐恢复，患者也适应了由疾病带来的种种变化，便可以恢复正常的性生活。

和谐正常的性生活可以稳固婚姻，还能增强机体免疫功能，让人乐观开朗，有益身心健康。但性生活又是一把双刃剑，在病体初愈、尚未恢复到正常水平、身感疲倦的情况下，频繁的性生活对健康不利，还可能使旧病复发。

对于乳腺癌患者，历经手术的创伤和化疗的刺激，出院后半年内体质比较虚弱，身体处于恢复期。这个时期，应相对禁止性生活。术后1～3年内，也应控制性生活次数。如果患者体质较好，病情相对稳定，可以有适度轻松的性生活，但要注意行房时，不要过于激动、剧烈，更不能多欲，特别要做好避孕，因为妊娠对乳腺癌的复发有一定的影响。

值得提出的是，丈夫因为心理障碍而拒绝性生活也是一个客观存在的问题，在这里想对患者的"丈夫们"说几句。尽管有一些乳腺癌患者接受了保乳手术，术后爱人还是不敢碰触乳房。在这个时候，男女双方都不要有心理负担，把你的想法说出来，告诉你的爱人，告诉她/他你害怕什么，你想要什么，找一种双方都感到舒适的方式。如果你实在说不出口，那你就把想说的话写下来，在一个阳光明媚的午后把写好的信交给她/他。如果你觉得伤疤很不好看，实在不想让爱人看见它就找一条漂亮的丝巾把它包起来。要相信自己、相信医生，珍惜现在的时光，享受性生活带来的快乐。

127. 乳腺癌术后还能吃避孕药吗？该如何避孕？

不建议服用。按照目前的观点，乳腺癌的发生与身体内雌激素水平过高有一定的关系。目前所用的女性避孕药，其主要成分也为性激素。尽管有许多研究已证明口服避孕药不会增加患乳腺癌的危险性，但对于已患了乳腺癌的病人，除非得到医师许可，否则用任何种类的激素都是不妥当的。乳腺癌病人的避孕方法以工具避孕为佳，特别是采用男用避孕套较为适合。

128. 我想问一些手术后的生活琐事，比如在围手术期的洗澡时间怎么安排？应选择什么样的康复环境？术后我的乳房需要怎样的保健？

● 围手术期洗澡安排。手术前一晚需要洗澡；手术后、伤口拆线前不可以洗澡，身体其他部位可以用温热毛巾擦拭；手术后拆线后（一般术后2周左右）可以洗澡（淋浴为佳，尽量避免泡浴），但手术伤口不可直接接触水柱，不可用力按摩及搓洗伤口，洗澡后需要用干净、柔软的棉布将伤口上的水珠"蘸"干。另外洗澡时谨防着凉、感冒。

● 康复环境。乳腺癌术后选择什么样的康复环境，应遵循量力而行，因地制宜的原则。总体来讲，建议选择阳光充足、空气好、水质好、绿化率高、安静、无电离辐射的康复环境，但不是所有患者都有条件拥有这么优良的生活环境，其实保持良好的情绪、合理健康的饮食也是同样重要的。

● 乳房保健。术后乳房本身不需要特别的保健，但是有几项工作必须做好：一是要做好定期复查，及时发现问题；二是保持良好的心情，放下包袱，快乐生活；三是有一个良好的生活习惯，健康饮食、适度运动、保证良好的睡眠。在条件允许的情况下继续工作。

129. 乳腺癌患者出现的绝经期症状有什么应对方法吗？

目前中国女性的绝经年龄大致在 45～55 岁间，与乳腺癌的高发年龄具有一定的重叠性，而且乳腺癌本身以及术后治疗都有可能加重绝经期症状。绝经期症状十分复杂，常见症状主要有潮热、多汗、阴道干燥、失眠等，这些症状是由于女性体内雌激素水平下降导致的。目前市面上出售的缓解绝经期症状的药物的主要有效成分都含有雌激素，通过外源补入雌激素而缓解绝经期症状。但是乳腺癌患者出现绝经期症状时，不适合服用这些药物，因为雌激素会增加乳腺癌复发、转移的概率，这对患者来讲就得不偿失了。

乳腺癌患者的绝经期症状主要采取物理方法应对。比如易潮热、多汗的女性可以调整居室温度，使凉爽而通风；外出时穿衣宜多层，便于遇热随时减少衣物；阴道干燥的女性可以考虑在妇科医生的指导下用一些润滑剂，情况严重时可以考虑酌量局部应用一些含有雌激素的外用药物改善症状；失眠的患者可以通过增加体育锻炼的强度来改善睡眠，情况严重时可以考虑少量服用镇定、催眠类药物。其他症状也都是对症处理，千万不要服用任何含有雌激素的药物。

接受乳腺癌内分泌治疗的患者，可能绝经期症状较重，这是由于内分泌治疗的药物会一定程度上降低机体的雌激素水平。但是千万不要因为绝经期症状而停止服用内分泌治疗药物，因为乳腺癌内分泌治疗的疗效是确切的，停用药物会带来一定的复发、转移风险。

130. 乳腺癌患者出现其他疾病时的应对方法是什么？

乳腺癌患者常常合并其他疾病，下面分别进行介绍：

- 乳腺癌合并心血管疾病。准备接受手术的乳腺癌患者，如果同时患有心血管疾病，术前准备时需做心脏彩超，必要时还要做24小时心电图（Holter），评价心脏功能，请内科及麻醉科会诊，评估是否可以耐受全麻手术。心脏病严重的部分老年患者，需要选择局部扩大切除手术，既切除了肿瘤，又避免了全麻，同样可以取得满意的治疗效果。平素服用阿司匹林的患者，须停药一周才能接受乳腺癌手术。高血压的药物要坚持服用，手术当天早晨也要服，可以一口水将药送下；换瓣、放置支架的患者需长期抗凝的，须在医生的指导下，将口服长效抗凝药换为皮下注射低分子肝素，才能接受手术。需要化疗和靶向治疗的患者，治疗前医生会根据患者的心脏情况选择合适的药物，制订适合的方案，并定期监测。乳腺癌患者康复期服用内分泌治疗药物与服用心血管药物并不矛盾，错开服药时间即可。

- 乳腺癌合并糖尿病。糖尿病如果控制不满意，可能引起血糖升高，影响手术切口的愈合，并延误化疗和放疗。合并糖尿病的乳腺癌患者在手术前应检测空腹及三餐后血糖，选择糖尿病膳食，必要时改用皮下胰岛素，目的是将血糖控制在满意的水平，避免糖尿病的并发症。糖尿病患者可以接受化疗及放疗，多数化疗药物是用生理盐水配置的，极少数化疗药（如蒽环类）需用葡萄糖水配置，但量很少，不会影响体内血糖水平，不需要在液体中加胰岛素。康复期的患者也要坚持糖尿病的治疗，随时调整药物。

● 乳腺癌合并肝肾疾病。肝硬化等肝病患者会有凝血功能障碍、血小板减少等表现，影响切口愈合，术前应常规检查肝功能，并与既往比较。术后化疗期间也要定期监测，必要时加用保肝药物。对于肾功能不全的患者，医生在选择药物时会考虑药物的肾脏毒性。透析患者同样可以接受手术及化疗，但需要对其进行严密监测。

● 乳腺癌合并自身免疫性疾病。自身免疫性疾病患者在治疗期间通常会使用免疫抑制剂或激素，这会影响麻醉及切口愈合，所以在接受乳腺癌手术前应在免疫科医生的指导下，将"免疫抑制剂或激素"剂量降至最低水平。化疗期间如用紫杉类药物须提前应用激素，以预防过敏反应；医生会综合考虑，决定激素的用量。康复期的患者则需同时在免疫科随访，随时调整药物及用量。

第七部分
其　他

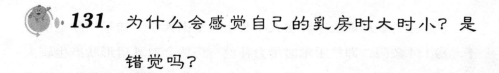

131. 为什么会感觉自己的乳房时大时小？是错觉吗？

感觉乳房时大时小并不是错觉，正常乳腺组织会随着月经周期的激素水平变化而变化。由于内源性雌、孕激素的增加，会对乳腺微循环产生"类组胺"样作用，导致月经前 3 ~ 4 天血流增加，乳房平均增加量为 15 ~ 30cm³；由于小叶间水肿和导管 – 腺泡增生，月经前乳房会胀大。月经过后，组织水肿减轻，新的周期开始，伴随雌激素水平的变化，月经后 5 ~ 7 天乳房体积最小。

132. 乳头、乳晕颜色变化是怎么回事？

正常生理情况下，乳头、乳晕的颜色有可能发生一些变化，如：

● 女子妊娠后，从早孕开始，乳头、乳晕的颜色就可以加深，从淡红色逐渐变为深褐色，这种变化主要由于妊娠后体内雌激素和孕激素增加所致，属于正常的生理变化。

● 有的女性，在没有妊娠的情况下，乳头、乳晕的颜色也慢慢加深，从粉褐色变为深褐色，如果做乳房检查可以没有发现任何病变，但这种颜色的变化提示了该女性此时有"一过性"的体内雌激素增高，或许过一段时间，由于自身调节，雌激素水平恢复正常，乳头、乳晕颜色亦恢复正常，这仍属正常的生理变化。

单纯出现乳头、乳晕颜色变色时，不需要紧张，也不需要就医。当伴随出现其他乳房改变时，如乳头湿疹、乳房肿块、乳头溢液等，则需要到医院就诊。

133. 因为纤维瘤等良性乳房疾病手术后，乳房会变形吗？

乳房是否变形取决于乳房大小及切除范围大小。如果切除范围大于乳房 1/4 象限，即使手术时尽力补救，仍然会对乳房形状产生较大影响。如果切除范围相对于乳房体积较小，经过手术中的塑形，则影响不大。

134. 为什么男性也会乳房发育？

男性乳房发育的原因主要是由雌激素的乳腺刺激作用和雄性激素的抑制作用之间失衡导致的。男性乳房发育约 1/4 是青春期男性乳房发育。青春期之后男性乳房发育的原因多与药物性乳房发育、肝硬化和营养不良、原发性性腺功能减退、睾丸肿瘤、继发性性腺功能减退、甲状腺功能亢进或肾脏疾病等有关。

135. 如何预防哺乳期乳腺炎？

哺乳期乳腺炎是哺乳期常见的乳房疾病，通常是由金黄色葡萄球菌感染引起的，患者常常有乳头破裂或皮肤磨损以及乳房皮肤上细菌数量增加的病史，最常见于哺乳的最初 6 个月或断奶期内。预防哺乳期乳腺炎应注意，尽量排空乳汁，防止乳头破损，注意婴儿口腔卫生及佩戴干净的内衣，哺乳后注意清洗乳头。

136. 哪些乳腺疾病适合做微创手术？

微创手术指的是用真空辅助乳腺微创旋切系统进行的乳腺肿物切除手术，优点是创口小，只有 0.4cm，美容效果好，但费用较贵，不在医保报销范围。真空辅助乳腺微创旋切系统主要推荐用于乳腺良性疾病的手术：①乳腺纤维腺瘤，适合于小于 1.5cm 的肿物，如果体积较大，则由于不易切净，复发的概率较高。②乳腺囊肿，单纯囊肿大于 2.5cm，尤其是多发囊肿，开放手术会带来较大的瘢痕，微创手术效果极好。

 137. 围产期如何进行乳房保健？

怀孕后期及分娩后 3 个月内，孕产妇容易遇到各种各样乳房相关问题，下面仅就常见的几种方面提醒大家注意：

* 分娩前后的乳房卫生极为重要，从孕 6 个月开始，经常用清水或中性浴液擦洗乳头、乳晕，以提高局部的抵抗力。

* 先天性乳头畸形（主要是乳头内陷）会影响哺乳，需要在孕后（其实是愈早愈好）加以矫正，可以用手轻柔的牵拉乳头，仅小部分会有所改善。

* 一定要保持乳汁通畅。早期按摩和吸乳是关键。患者可用手指顺乳头方向轻轻按摩，加压揉推，使乳汁流向开口，并用吸乳器吸乳，使阻塞的乳腺管口畅通。吸通后应尽量排空乳汁，勿使淤积。如乳汁过稠，易发生凝乳阻塞乳管，要多进汤液饮食。热敷后按摩有助于排乳通畅。

* 情绪要好，家庭成员要多关照与慰藉孕产妇。

* 对已有乳头皲裂者可在积极治疗的同时，每次哺乳后，用温热毛巾清洁乳房、尤其乳头，再挤出部分乳汁涂抹在乳头上。另外可

使用近年来出现的非接触性奶嘴，既保证了母乳喂养，又让乳头得到了充分的休息。

● 对机体其他部位出现任何感染病灶时要及时、妥善治疗，防止继发乳腺炎。

● 要注意乳婴的口腔卫生，婴儿口腔有疾病时应积极治疗，同时改用吸奶器吸奶后用奶嘴喂奶。

● 不要养成婴儿含着乳头入睡的习惯，注意哺乳姿势。哺乳后用胸罩将乳房托起。

● 一旦发现乳房有异常变化，应即时处理，以免病情进一步发展。

● 多喝水，使乳汁变稀，减少淤滞，利于乳汁排出。

● 饮食宜清淡，易消化，忌辛辣。

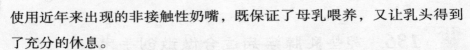

138. 才出生的婴儿，乳头有泌乳，应该挤干净吗？

不应该。新生儿在出生后几天可能出现乳头泌乳，这是一种生理现象。这种现象是由于新生儿在母体内时，雌、孕激素水平较高，出生后体内雌、孕激素水平显著下降导致的。因此，新生儿出现泌乳时不需要处理，几天后泌乳即可消失。

很多农村都有为新生儿挤乳头的习俗，尤其在出现泌乳时更是如此。这种做法是不科学的，还有可能损害新生儿的乳房组织（一般称为乳芽），影响青春期乳房发育，严重时可导致乳腺不发育。

139. 我妹妹双侧腋窝出现肿物，医生诊断为副乳腺，请问什么是副乳腺？

门诊中常见到这样的女性，双侧腋窝或者胸部出现肿物，经医生诊断为副乳腺。其实，副乳腺是一种乳腺发育的畸形，是人类进化中的一种返祖现象。人类的乳腺是在胚胎时期，由从腋窝至腹股沟的乳线发育而来的。随着胚胎发育其他部位的乳腺退化，只保留胸部前方的一对，退化不完全，便形成副乳。常见于腋窝和胸壁前部。

发现自己有副乳腺，大可不必惊慌。虽说，副乳腺也会发生乳腺疾病。但是，只需按照正常乳腺的处理方式，定期检查、观察变化即可。

140. 单侧卵巢手术后对乳腺有什么影响？

每个女性都有左右两个卵巢，正常情况下两个卵巢一起工作维持女性体内激素水平。但是，当一侧卵巢由于某种原因被切除后，对侧卵巢仍然能够维持体内的激素水平，保证女性对雌、孕激素的需求，也能够完成生育功能。因此，单侧卵巢切除后，从激素水平讲，对乳腺没有影响。但值得注意的是，双侧卵巢切除术后患者即进入更年期阶段，会出现很多更年期症状，包括潮热、多汗、烦躁、失眠等，由于这个阶段出现的负面情绪较多，常常会引起乳腺反应性的疼痛，而乳腺疼痛本身又会加重患者的担忧。因此，如果出现上述情况，建议到医院就诊，如果临床查体和必要的影像学检查都提示乳腺没有任何问题，那么大可放心，不要总是怀疑卵巢手术带来了乳腺的问题。

141. 患乳腺癌以后还能再怀孕吗？

乳腺癌患者治疗时，最好先不要怀孕；待治疗结束后，病情平稳、至少 2 年后（具体时间的长短取决于肿瘤的分期、激素受体的情况、所接受的治疗以及患者的年龄）在征求乳腺科医生的同意后可以考虑再怀孕。主要理由是大部分的乳腺癌复发转移出现在术后的 2～3 年内，且部分乳腺癌是依赖激素生长的。妊娠期间体内激素水平变化可促进肿瘤的生长，增加转移的机会，给病人带来严重后果。因此要在术后 2～5 年后病情稳定时再考虑怀孕。

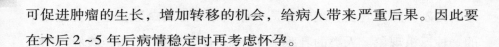

142. 如何判断乳腺癌患者是否绝经了？

很多患者在被诊断为乳腺癌之前，月经周期是正常的。但是被诊断为乳腺癌以后，由于手术、化疗、放疗及内分泌治疗的打击，就再也没有来过月经了。这时，很多患者会提出疑问"我绝经了吗?"。关于是否绝经一般认为连续 12 个月不来月经、抽血查性激素水平已经达到了绝经水平，那么就可以认定绝经了。如果仅仅 12 个月甚至时间更长不来月经，但是抽血检查发现性激素水平并没有达到绝经后水平，那么也不能够认为绝经了。判断乳腺癌患者是否绝经需要格外慎重，因为绝经前女性和绝经后女性服用的内分泌治疗药物是有区别的。一般认为，乳腺癌患者连续 12 个月不来月经，而且连续 3 个月查性激素水平都达到了绝经水平，才可以认为乳腺癌患者绝经了。

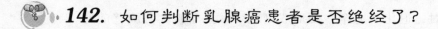

143. 患乳腺癌以后顺利怀孕、生产，请问生产后可以给宝宝哺乳吗？

可以！只要你还拥有一个乳房，你就可以放心地哺乳。当然前提是你已经结束了乳腺癌相关的治疗，包括内分泌治疗。如果你接受的是乳房全切术，那么使用健侧乳房可以像正常人一样哺乳。如果你接受的是保乳手术，那么因为患侧乳房接受过放疗，怀孕期间患侧乳房的增大没有健侧乳房那么明显，而且患侧乳房可能也会有奶，只是奶会比较少，很可能喂过几周就没有了。一般情况下健侧乳房会产生足够的奶来哺育你的宝宝，而且这些奶中不会含有对你的宝宝有害的成分。

144. 他莫昔芬、托瑞米芬对怀孕有影响吗？

他莫昔芬、托瑞米芬常用于雌孕激素受体阳性的绝经前（也就是有生育能力）乳腺癌患者。这两种药物对怀孕的影响不确切。有一些患者在服用他莫昔芬的情况下怀孕，其中极个别出现胎儿异常。在动物实验中也发现有副作用，所以在准备怀孕及怀孕期间大部分的医生会建议患者停止使用他莫昔芬、托瑞米芬。

145. 现在乳腺癌患者有很多"患友会"性质的组织，能否为我介绍一些影响力大的，方便各地加入的组织？

姚女士在 2013 年 3 月被诊断为乳腺癌，她在北京协和医院住院期间，不仅得到了医生专业化的治疗，护士悉心的护理，还有几位身着统一的粉红色上衣的姐妹前来看望她。她们就是协和粉红花园的志愿者们。她们本身都是乳腺癌患者，都经历了手术、化疗、放疗等治疗，重新康复后又自愿成为志愿者，以自己的亲身经历为新患病的姐妹们指路，帮助她们的身心早日康复。姚女士说："我非常幸运，在患病时得到了与世界先进水平同步的先进治疗，还结识了几位志愿者姐妹。她们都是过来人，她们的经验和指导使我少走了很多弯路。如果今后女性朋友们在不幸患上乳腺癌的时候都能找到相应的乳腺癌康复组织就好了。"

下面介绍一下各地比较有影响力的"患友会"组织，方便患者了解、加入。

● 北京协和粉红花园。协和粉红花园是由北京协和医院乳腺中心精心策划组织，一批志愿者积极热情参与的公益组织，由医护患三方志愿者组成。经过 3 年的患者联谊会等前期探索，花园正式成立于

2009年10月29日，旨在帮助乳腺疾病患者积聚力量和信心，以积极乐观的心态面对疾患；同时，把预防乳腺疾病作为重点，在社会广泛播散"珍爱乳房，关爱健康"的理念。花园的成立架起了一座医院、患者与社会大众三者间的沟通桥梁，充分发挥医院的专家和专业优势，借助志愿者的爱心和奉献，利用社会人力物力资源，在治疗乳腺疾病的同时，帮助患者提高战胜疾病的信心，同时也进一步倡导社会各方面关注和预防乳腺癌。

目前，粉红花园有固定的志愿者30余名，会员近300名，服务项目有病房探访、门诊咨询、丁香结下午茶、新病友座谈会等，花园有自己的合唱团和舞蹈团，并定期举办摄影培训等活动，是乳腺癌患者放松心灵、领悟生活的园地。协和粉红花园网站（在建中）；博客地址：http：//fenhonghuayuan.blog.sohu.com；QQ群一：92844688（已满），群二：125013071；48小时短信平台：15011340163。

● 上海妍康沙龙。妍康沙龙是由著名肿瘤专家沈镇宙教授倡导、香港慈善家夏丽君女士资助，由上海市复旦大学附属肿瘤医院乳腺外科、上海市乳腺癌临床医学中心主办的乳腺癌症患者的康复俱乐部。妍康沙龙于2003年8月8日正式成立。沙龙的会员是在本院治疗的乳腺癌患者。沙龙以"关爱、支持、互助、促进康复"为宗旨，依托本院的专业实力，从专业的角度，给乳腺癌患者以支持、指导和帮助；同时建立一个医患之间、患患之间互相交流的平台，从而积极地促进患者健康的恢复。它是首家由医院创办的癌症康复俱乐部。妍康沙龙网站：http：//www.yksl.org.

● 台中开怀协会。台中市开怀协会的前身"开怀俱乐部"，是1994年由台中荣民总医院医护与社工人员协助成立的服务性组织。它于1998年获台中市政府核准登记为台中市开怀协会，并于2003年向台中地方法院登记为法人组织。"开怀"的会员有800余人，皆为乳癌患者。"开怀"的宗旨是结合医护社工人员的专业技能，与患者的经验及力量，服务乳癌病友，使其在心理、情绪、家庭及社会环境方面得以调适，并对社会大众提供乳癌检测及协助治疗之服务。"开怀"服务的对象不仅限于台湾中部地区各县市的民众，它也与其他县市乳癌病友互助团体合作，为各地区妇女朋友提供她们最需要的协助与服务。台中开怀协会网站：http：//www. kaihuai. org. tw.

● 全球华人乳癌联盟。全球华人乳癌病友组织联盟成立于2006年11月，并于2007年11月27~29日举行第二届大会，确定章程与组织，积极展开对全球华人乳癌病友的服务工作。联盟宗旨为服务全球华人乳癌病友，倡导防治乳癌议题，并与世界各地医学与癌症服务团体合作，共同从事乳癌研究与防治工作；以"降低乳癌对妇女健康之威胁、乳癌病友得以接受最佳之照护与治疗"为最终目标。台中开怀协会是联盟的倡导者，北京协和粉红花园及上海妍康沙龙都是联盟的会员。目前，联盟已有来自世界各地的107个团体组织参加。全球华人乳癌联盟网站：http：//www. gcbcoa. org.

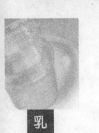
附 件

附件1　乳腺癌的医学定义及发病机制

下面我们试着从学术的角度来定义一下乳腺癌。

乳腺癌是一种原发于乳腺的恶性肿瘤，是女性最常见的恶性肿瘤之一。肿瘤细胞常来源于乳腺导管或小叶等上皮组织，在遗传因素和环境等多因素的共同作用下，经历恶性转化过程，从癌前病变的阶段最终进展成为乳腺癌。充分认识乳腺癌的病因、机制与发生、发展的过程，不仅是临床医师和科研人员的重要课题，也有利于广大女性提高对乳腺癌的防范意识。如果能充分认识自身遗传因素中易于导致乳腺癌的易感因素，以及所处环境中的致癌隐患，那么就能有针对性地选择更加健康的生活方式，调节周围的环境，根据自身情况适时开始进行乳腺癌筛查，这些都对乳腺癌的早期预防具有重要意义。

虽然乳腺癌发生的原因与机制尚未完全揭晓，但较为公认的是，乳腺癌是内因和外因共同作用于人体的结果。患者个体的内在因素就是内因，包括家族史等遗传因素、体内雌激素水平、机体免疫力、个人饮食生活习惯等。而外源性因素如个体所处的环境就是外因，例如化学致癌物、放射线、电脑电器的辐射、病毒感染等。外界环境中的致癌因素与机体自身的遗传易感性相互作用，在内外因的共同作用下导致了乳腺导管上皮细胞或小叶上皮细胞的恶变，从而导致乳腺癌的发生。

作为并不从事医疗行业的普通人或是一名乳腺癌患者，简单了解乳腺癌的发病机制也具有重要的意义。现代医学的多项研究都表明，机体内在的遗传因素在乳腺癌的发生之中只占大约10%的因素，而个体的生活方式、饮食习惯、工作压力、行为模式等行为因素占乳腺癌发病原因的30%左右。而行为模式是可以调控和改变的。所以，乳腺癌从很大程度上说是可以预防的。了解乳腺癌的发病机制和过程，是有针对性地进行预防的重要前提。

针对乳腺癌发病过程，较为经典的有以下几种学说（图附1-1）：

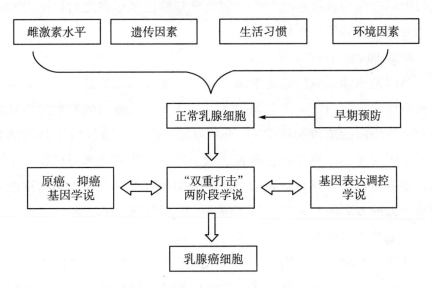

图附1-1　乳腺癌的发生机制及过程示意图

1. 双重打击（two-hit）的两阶段致癌学说

20世纪40年代Berenblum等提出了"双重打击"的两阶段致癌学说。该学说认为肿瘤的形成包括启动阶段和发展阶段两个阶段。启动阶段是指一个具有特异性的可逆过程，即机体的正常细胞在内在与外在致癌因素的初次打击作用下转别为潜伏性肿瘤细胞，即有一定细胞异型性的癌前病变的细胞。发展阶段是该细胞经受了致癌因素的第二次打击后，完成了恶性转化过程，最终发展为具有一定生物学及形态学特性的肿瘤。

2. 原癌基因和抑癌基因学说

原癌基因也简称为癌基因，本来是人体细胞内正常存在的一类基因，包括 CerbB2、c-myc、ras 基因等，正常情况下参与细胞的生长、增殖、分裂和分化。而另一类抑癌基因则起抑制肿瘤生长的作用，主要包括 p53、Rb 基因等，起到了对正常细胞进行监控审查的作用。该学说认为肿瘤的发生是由于突变、易位、缺失等机制导致原癌基因激活或抑癌基因失活，从而引起正常细胞向肿瘤的转化。研究发现，原癌基因不仅参与乳腺癌的发生，而且乳腺癌已经形成之后仍能对肿瘤起到促进生长的维持作用。

3. 基因表达调控学说

基因是指细胞内的遗传学编码物质。基因的表达是指按照其编码序列翻译出了蛋白质。该学说的重点是认为，乳腺癌的发生并不是因为肿瘤细胞内的遗传物质 DNA 的序列发生改变，而是由于基因的表达发生了变化。即原有的正常表达水平的基因其表达水平可以被上调而过度表达，或下调而低表达，甚至可能被沉默而失去表达。这些基因表达调控方面的异常导致了细胞癌变。目前最前沿的"表观遗传学"就是研究这类基因表达调控方面的改变。

乳腺癌形成后，肿瘤的扩散和向重要脏器的转移是导致患者死亡的主要原因。常见的转移方式包括淋巴转移及血行转移。其过程包括肿瘤细胞自原发灶脱落、进入脉管及在远隔脏器生长等阶段；整个过程与癌细胞的增殖能力、黏附能力、局部微环境及多种细胞因子相关。癌症一旦走到了这个阶段，治疗手段就相当有限，疗效也相对较差。所以，就像我们的祖先所言——"上医治未病"，我们提倡在了解乳腺癌病因与机制的基础上，结合自身条件，改变生活方式和环境，着力对乳腺癌进行早期预防。

附件2　乳腺癌相关高危因素

1. 年龄

年龄是个不可逆转的乳腺癌高危因素，步入高发年龄段罹患乳腺癌的危险性即会相应增加。西方国家的乳腺癌发病率随着年龄增加而增高，主要集中在绝经后，具体高发年龄文献报道不一。SEER 报道 2000 ~ 2006 年间，65 ~ 74 岁美国人乳腺癌的发病率约为 400/10 万，50 ~ 65 岁约为 300/10 万，50 岁以下约为 50/10 万；另外一项病例 – 对照研究指出，在土耳其 ≥ 50 岁的女性罹患乳腺癌的风险明显高于 50 岁以下人群（OR：2.61，95% CI：2.20 ~ 3.11），具有统计学差异。我国的高发年龄段与西方国家不同，呈现双峰分布，分别集中在绝经前和绝经后，具体为 41 ~ 45 岁和 56 ~ 60 岁。我国乳腺癌平均发病年龄小于西方国家，年轻乳腺癌较西方国家多。处于高发年龄段的女性，需要提高警惕。

做为乳腺癌高危因素，年龄在亚组分析中也很重要，与其他高危因素共同发挥作用。家族史中乳腺癌先证者发病年龄 < 55 岁时，较 ≥ 55 岁组乳腺癌发病风险性更大（RR：2.07，95% CI：1.17 ~ 3.64）。有研究指出，在 25 ~ 39 岁年龄段，与生育组相比，未生育降低乳腺癌的发病风险；但对于 40 ~ 74 岁女性，未生育会增加乳腺癌的发病风险。因此并存其他乳腺癌高危因素的情况下，乳腺癌的高发年龄段会出现变化，需要进行仔细区分。

2. 乳腺钼靶密度

关于乳腺钼靶密度增高是乳腺癌的高危因素已经达成共识。研究表明，与乳腺钼靶密度 < 10% 的女性相比，钼靶密度 ≥ 75% 者患乳腺癌的风险明显增加（OR：4.7，95% CI：3.0 ~ 7.4）。乳腺钼靶密度已经做为高危因素被纳入研究乳腺癌发病风险性的高危模型中。文献报道了大量围绕乳腺钼靶密度进行的研究工作，深入探讨了乳腺钼靶密度的影响因素（见附表 2-1）。从表中可以看出，乳腺钼靶密度与多

种乳腺癌高危因素有关系，乳腺钼靶密度增加是各种高危因素共同作用的表现和结果。同时提示，存在乳腺癌高危因素时需要定期进行钼靶检查。因此，钼靶检查越来越受到重视，西方国家广泛采用钼靶检查开展普查工作。钼靶检查在我国应用已经十分普遍，对乳腺钼靶密度增高者需要给予高度关注。

附表 2-1　乳腺钼靶密度的影响因素

作者	年份	样本量	影响因素
MacKenzie T. A. et al	2007	154936	月经
Tseng M. et al	2008	3147	饮食、月经、吸烟
Sellers T. A. et al	2007	6130	糖尿病
Aiello E. J. et al	2006	39296	HRT、年龄、生育、初产年龄
Crest A. B. et al	2006	35019	乳腺癌家族史
Linda E. et al	2008	1689	月经、HRT*、BMI**、基线钼靶密度
Jeffrey M. et al	2004	628	生育、初产年龄、吸烟、BMI

注：* 绝经后激素替代治疗，** 体重指数

3. 乳腺良性疾病

乳腺良性疾病与乳腺癌的发病危险性相关。一般认为，曾患乳腺良性疾病者，发生乳腺癌的危险性较普通人群高，同时并存乳腺癌家族史的情况下这种趋势更加明显。与普通人群相比，有乳腺癌家族史的人群患乳腺良性疾病的危险性增高（OR：1.54，95% CI：1.42 ~ 1.66），在先证者发病年龄 <40 岁时患病可能性更大。这种乳腺良性疾病的高发趋势，在先证者被诊断为乳腺癌之前已经存在。因此，罹患乳腺良性疾病后，尤其有乳腺癌家族史者，需要引起格外关注，有必要定期进行钼靶检查。

一项含 6926 人的病例 - 对照研究，在中国人群中证实了个体乳腺良性疾病史与将来发生乳腺癌的危险性相关。需要特别指出的是，

对于乳腺良性疾病中的纤维腺瘤，手术处理组与未处理组相比，发生乳腺癌的风险性降低，但这一手术效应在其他类型的乳腺良性疾病中并不存在。尽管只针对纤维腺瘤，对于乳腺良性疾病仍然应该积极进行手术治疗，以尽可能降低发生乳腺癌的危险性。

4. 肿瘤家族史

肿瘤家族史可分为乳腺癌家族史和其他肿瘤家族史，一般认为前者与乳腺癌的关系更加密切。乳腺癌家族史导致乳腺癌发病危险性增加，且增加作用不受绝经状况的影响，即对于绝经前和绝经后的妇女，乳腺癌家族史都是明确的高危因素。乳腺癌家族史增加罹患乳腺癌的危险性与先证者的发病年龄有很大关系，发病年龄越轻，危险性越高（详见年龄部分）；且一级亲属乳腺癌家族史较二、三级亲属的危险性高。此外，乳腺癌家族史在不同人群中的危险性也不尽相同，与具有拉丁血统的白人比较，不具有拉丁血统的白人危险性更高，且不具有拉丁血统的白人发病更早。可见乳腺癌家族史在不同种族、不同年龄先证者之间危险性不同，充分全面认识乳腺癌家族史对乳腺癌发生的危险性，在评估个体罹患乳腺癌危险性中十分重要。

其他肿瘤家族史与乳腺癌发病危险性之间的关系尚不明确。美国开展了一项关于恶性肿瘤家族史与乳腺癌发病危险性之间关系的研究。研究指出，具有白血病家族史显著增加乳腺癌的发病危险性（RR：2.06，95% CI：1.02～4.15）。对于年轻的先证者，任何肿瘤家族史都增加乳腺癌发病的危险性（RR：1.41，95% CI：1.10～1.82）。此外，肺癌和食管癌对乳腺癌的发病危险性也有影响。总之，当家族中出现年轻的肿瘤患者，尤其是乳腺癌患者时，都要格外警惕乳腺癌的发生。

5. 饮食

由于食物种类丰富多样，而且常常多种食物搭配食用，很少长期单独食用一种食物，因此分析饮食与乳腺癌发病危险性之间的关系很困难。采用饮食类型的方法研究二者之间的关系，能够更加全面客观的反映饮食与乳腺癌之间的关系。目前认为，高淀粉、高脂肪及高糖分的饮食类型增加乳腺癌的发病危险性。如米兰的一项研究将饮食类型分为 G1、G2、G3、G4 及 G5 共五类：G1 类富含维生素及纤维素，主要包括蔬菜水果类食物；G2 类富含肉类食品，包括各种肉制品及奶酪、鸡蛋、蛋糕、糖果及黄油等等；G3 类各种食品摄入均较少，在研究中用作参考标准；G4 类富含不饱和脂肪酸，包括橄榄油及土豆等；G5 类富含淀粉，包括面包和通心粉等。通过与 G3 进行比较，发现 G5 类饮食类型增加了乳腺癌的发病风险性，富含淀粉的饮食类型是乳腺癌的高危因素。烹饪方式是否增加乳腺癌的发病危险性尚不明确，但油炸食品及在可可奶中煮沸过的食品不利于乳腺健康，建议尽量少食用。

研究食物与乳腺癌关系的过程中，发现了很多食物可能能够降低乳腺癌的发病危险性，如植物雌激素、维生素 D、叶酸、微量元素硒、丙烯酰胺、豆类食品、高钙食品、蔬菜水果及果柚等，但都没有统计学差异，有待进一步深入研究。

6. 吸烟饮酒

饮酒与乳腺癌之间的关系已经明确，即使是少量到中量饮酒也显著增加发生乳腺癌的危险性。加拿大进行的一项病例–对照研究指出，在罹患乳腺癌以后，饮酒可以显著增加发生对侧乳腺癌的危险性，而且饮酒时间越长，危险性就越显著（$P < 0.05$）。利用欧洲调查肿瘤与营养成分之间关系的前瞻性调查资料，比较了近期饮酒和一生中曾经饮酒这两个因素在导致乳腺癌危险性上的差异，发现近期饮酒明显增加罹患乳腺癌的风险。因此，对于饮酒的健康人或者乳腺癌患者，如果能够戒酒，可以降低发生乳腺癌或对侧乳腺癌的危险性。

吸烟与乳腺癌之间的关系尚不明确。无论是主动吸烟还是被动吸烟，都没有证据表明其增加发生乳腺癌的危险性。近年来普遍认为青春期暴露于危险因素，增加成年后发生乳腺癌的危险性，但对早年有被动吸烟史的人群进行随访研究，尚未得出有统计学意义的结论。但当过氧化锰歧化酶存在突变的情况下，就会对吸烟、饮酒格外敏感，吸烟、饮酒大大增加存在基因突变的个体发生乳腺癌的危险性（OR = 2. 1, 95% CI: 1. 1 ~ 3. 9, $P < 0.05$）。

7. 月经生育状况

初潮年龄与乳腺癌的发病危险性密切相关，初潮年龄越早，罹患乳腺癌的危险性越大。尤其对于存在 BRCA1 突变的女性，与初潮年龄≤11 岁的女性相比，初潮年龄在 14 ~ 15 岁之间发生乳腺癌的危险性降低 54% （OR = 0. 46, 95% CI: 0. 30 ~ 0. 69）。但初潮年龄与 BRCA1 之间的这一关系，在 BRCA2 突变的人群中没有观察到。

生育情况与乳腺癌之间的关系主要表现在是否生育、初产年龄、流产情况及是否哺乳四方面。既往认为不生育者较有生育史者发生乳腺癌的危险性更高，但目前有研究资料不支持这一观点，在年龄部分已经讨论过对于不同年龄的人群，生育史与乳腺癌发病风险性之间的关系是不同的。瑞士进行的一项队列研究指出，与未生育者相比，生产次数≥6 次且初产年龄 < 20 岁者发生乳腺癌的危险性大大降低（RR = 0. 35, 95% CI: 0. 30 ~ 0. 42），而仅生产一次且生产年龄≥35 岁者其发生乳腺癌的危险性增高 （RR = 1. 11, 95% CI: 1. 06 ~ 1. 18）。总体来讲，生产次数多且初产年龄早可以降低发生乳腺癌的风险性。目前尚不清楚生育因素影响乳腺癌发病危险性的机制，可能与怀孕早期循环 hCG 水平突然大幅升高有关。关于流产与乳腺癌发病危险性之间的关系尚无定论。土耳其进行的一项病例 - 对照研究指出，自然流产可以降低发生乳腺癌的危险性 （$P < 0.05$），而人工流产导致发生乳腺癌的危险性增加 （$P < 0.05$），但美国的一项研究认为人工流产与乳腺癌的发病危险性之间没有联系。关于哺乳时间长对乳腺有保护作用已经达成共识，印度进行的一项病例 - 对照研究也印证了这一观点。同时，美国的一项病例对照研究对婴儿期是否接受母乳喂养与成年后发生乳腺癌危险性之间的关系进行了探讨，没有发现两者之间的相关性。

8. 口服避孕药

口服避孕药与发生乳腺癌危险性之间的关系尚不明确，各个研究得到的结果一致性较差。在土耳其女性人群中开展的病例－对照研究发现，口服避孕药能够降低发生乳腺癌的危险性。但这项研究对应用避孕药的时程长短没有进行深入分析。美国开展的一项病例－对照研究结果指出，与应用激素时间＜12个月组比较，应用时间≥12月者发生乳腺癌的危险性增加（OR = 1.5，95% CI：1.2～1.8），具有统计学差异，而且随着应用时程的延长 OR 值有增大的趋势。另一项队列研究对短期应用避孕药进行了随访观察，发现应用避孕药＜6个月与发生乳腺癌的危险性之间没有关系（OR = 1.0，95% CI：0.8～1.1）。但进行分层分析时发现，对于绝经前妇女短期应用避孕药增加其发生乳腺癌的危险性（OR = 1.3，95% CI：1.0～1.7），而对于绝经后女性降低其发病危险性（OR = 0.8，95% CI：0.6～1.0），尽管在统计学上没有观察到差异。在具有乳腺癌家族史的女性中开展的调查研究，却发现长期应用避孕药（≥84个月）具有降低乳腺癌发病危险性的趋势，但同样没有统计学差异（P = 0.48）。总体看来，口服避孕药与乳腺癌发病危险性之间的关系需要更进一步的研究，在不同背景条件下其关系可能不同甚至完全相反。

9. 精神状态

医学模式已经从传统的"生理医学模式"过渡到了"生理－心理－社会医学模式"，精神状态与多种疾病的发生发展有着密切的关系，包括恶性肿瘤。关于精神状态与癌症之间的关系开展了大量的研究，Schraub S. 等人在众多研究中选择了32项统计上没有明显偏倚的研究进行了综合分析，发现肿瘤与生活中的重大应激事件、个人性格特征以及心情抑郁等之间没有明显的相关性。日本开展了一项关于精神状态与乳腺癌发病危险性之间相关性的前瞻性研究，研究认为经常觉得生活很有意义和能够快速做决定的人群发生乳腺癌的危险性较低，RR 值分别为 0.66 和 0.56，具有统计学差异。由于影响精神状态的因素众多，导致研究精神状态与乳腺癌发病危险性相关性十分困难，但保持乐观、积极向上的心态无疑是有益而无害的。

10. 运动

运动与乳腺癌的发病危险性之间也有联系。美国开展了关于运动与乳腺癌发病危险性相关性的研究工作，指出每周运动（如散步、远足等）时间≥10小时的人群，较不运动的人群发生乳腺癌的危险性降低（RR=0.57，95% CI：0.34～0.95）。但是参加体育运动对乳腺癌的预防作用受到绝经期应用激素治疗的影响。亚组分析显示，对于绝经期没有应用过激素治疗的女性，运动的保护作用是存在的；而应用过激素治疗的女性，这一作用没有出现。日本通过一项样本量为30157人的队列研究，也证实了体育运动具有降低乳腺癌发病风险性的作用。该项研究明确指出每天进行1小时以上体育运动的人群较不足1小时或者不锻炼的人发病危险性低（P=0.042），且这一保护作用不受月经状况和体重指数的影响。

11. 环境因素

环境是人类赖以生存的空间，对人的健康起着至关重要的作用。乳腺癌低发地区的人群迁移到高发地区后，其乳腺癌发病率与高发地区相似，充分说明了环境因素对乳腺癌发病率的影响。与乳腺癌发病密切相关的环境因素主要包括化学污染、放射线污染、饮用水污染、家用化学品、空气污染等等。2007年Nie J等在纽约研究了人类一生中暴露于汽车尾气的情况与乳腺癌发病危险性之间的关系，发现出生时及初产时大量暴露于汽车尾气增加绝经后乳腺癌发病危险性，而月经初潮时期大量暴露于汽车尾气增加绝经前乳腺癌发病危险性。国内李君等应用单因素及多因素分析研究唐山市女性乳腺癌环境危险因素时发现，室内杀虫剂使用年限长、有机溶剂暴露年限长、农药暴露年限长、居住区环境污染、被动吸烟年限长、放射线检查次数多为乳腺癌的危险因素。作为可改善的乳腺癌发病高危因素，应采取措施改善生存环境，降低乳腺癌发病危险性。

　　此外，文献中出现的与乳腺癌发病危险性相关的高危因素还有受教育程度及值夜班等等。影响乳腺癌发病危险性的因素是多种多样的，在不同国家不同人群中存在着很大的差异。各个高危因素之间的相互作用值得深入探讨，很多因素只有在另外一个或几个因素存在的条件下，才增加乳腺癌发病风险性，这在确定个体罹患乳腺癌风险性中十分重要。本文综述的资料大部分来自于国外，我国亟待开展相关流行病学调查研究，以明确中国人在中国的自然和社会环境下罹患乳腺癌的高危因素。

附件3 乳腺癌 TNM 分期详细标准

根据美国癌症联合委员会（AJCC）2011 年发布的 NCCN 治疗指南，乳腺癌 TNM 分期具体内容如下：

1. 原发肿瘤（T）

原发肿瘤（T）的分期定义，不管基于临床标准还是病理标准，亦或是两者，都是一样的。肿瘤大小应精确到毫米（mm）。在进行 T 分期时，如果肿瘤大小略小于或大于某一临界值，那么建议读数四舍五入精确到毫米。例如，1.1mm 应报告为 1mm，2.01cm 应报告为 2.0cm。应注明"c"或"p"来分别表示 T 分期是以临床（体检或放射影像）或病理指标确定。通常，病理确定 T 分期优先于临床确定 T 分期。

Tx	原发肿瘤无法评估
T0	没有原发肿瘤证据
Tis	原位癌
Tis（DCIS）	导管原位癌
Tis（LCIS）	小叶原位癌
Tis（Paget）	乳头佩吉特病，与乳腺实质内的浸润性癌和/或原位癌（DCI S 和/或 LCI S）无关。与佩吉特病有关的乳腺实质内的癌应根据实质内肿瘤的大小和特征进行分类，尽管仍需注明存在 Paget 病。
T1	肿瘤最大直径≤20mm
T1mi	肿瘤最大直径≤1mm
T1a	肿瘤最大直径>1mm，但≤5mm
T1b	肿瘤最大直径>5mm，但≤10mm
T1c	肿瘤最大直径>10mm，但≤20mm
T2	肿瘤最大直径>20mm，但≤50mm
T3	肿瘤最大直径>50mm

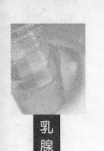

T4	不论肿瘤大小，直接侵犯胸壁和（或）皮肤（溃疡或皮肤结节）

注　单纯侵犯真皮不作为 T4

T4a	侵犯胸壁，仅仅胸肌粘连/侵犯不包括在内
T4b	乳房皮肤溃疡和/或同侧乳房皮肤的卫星结节和/或皮肤水肿（包括橘皮样变），但不符合炎性乳腺癌的标准。
T4c	T4a 与 T4b 并存
T4d	炎性乳腺癌

2. 区域淋巴结（N）临床分期

Nx	区域淋巴结无法评估（例如既往已切除）
N0	无区域淋巴结转移
N1	同侧 I、II 级腋窝淋巴结转移，可活动
N2	同侧 I、II 级腋窝淋巴结转移，临床表现为固定或相互融合；或缺乏同侧腋窝淋巴结转移的临床证据，但临床上发现*有同侧内乳淋巴结转移
N2a	同侧 I、II 级腋窝淋巴结转移，互相融合或与其他组织固定
N2b	仅临床上发现*同侧内乳淋巴结转移，而无 I、II 级腋窝淋巴结转移的临床证据
N3	同侧锁骨下淋巴结（III 级腋窝淋巴结）转移伴或不伴 I、II 级腋窝淋巴结转移；或临床上发现*同侧内乳淋巴结转移伴 I、II 级腋窝淋巴结转移；或同侧锁骨上淋巴结转移伴或不伴腋窝或内乳淋巴结转移
N3a	同侧锁骨下淋巴结转移
N3b	同侧内乳淋巴结及腋窝淋巴结转移
N3c	同侧锁骨上淋巴结转移

*注 "临床上发现"的定义为：影像学检查（淋巴结闪烁扫描除外）或临床体检发现有高度怀疑为恶性转移的特征，或细针穿刺病理检查中可见大体转移。

区域淋巴结（N）病理分期（pN）*

pNx   区域淋巴结无法评估（例如既往已切除，或切除后未进行病理学检查）

pN0   无组织学上区域淋巴结转移

pN1   微转移；1～3个腋窝淋巴结转移；和/或通过前哨淋巴结活检发现内乳淋巴结转移，但临床上未发现***

pN2   4～9个腋窝淋巴结转移；或临床上发现***内乳淋巴结转移，但腋窝淋巴结无转移

pN3   ≥10个腋窝淋巴结转移；或锁骨下（Ⅲ级腋窝）淋巴结转移；或临床上发现***同侧内乳淋巴结转移，同时有1个或更多Ⅰ、Ⅱ级腋窝淋巴结阳性；或多于3个腋窝淋巴转移同时前哨淋巴结活检发现内乳淋巴结微转移或大体转移，但临床上未发现**；或同侧锁骨上淋巴结转移

*pN分类是基于腋窝淋巴结清扫伴或不伴前哨淋巴结活检。分类如果仅仅基于前哨淋巴结活检，而没有随后的腋窝淋巴结清扫，则前哨淋巴结标示为（sn），如pN0（sn）。

**"临床上未发现"的定义为影像学检查（淋巴结闪烁扫描除外）或临床体检未发现。

***"临床上发现"的定义为影像学检查（淋巴结闪烁扫描除外）或临床体检发现有高度怀疑为恶性转移的特征，或细针穿刺细胞学检查可见大体转移。

3. 远处转移（M）

M0   无远处转移的临床或影像学证据

cM0（i+）   无远处转移的临床或影像学证据，但通过分子学方案或显微镜检查在循环血液、骨髓、或其他非区域淋巴结组织中发现不超过0.2mm的肿瘤细

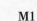

　　　　　　　　　　胞，患者没有转移的症状和体征

　　M1　　　　　　　通过传统临床和影像学方法发现的远处转移和/

　　　　　　　　　　或组织学证实超过 0.2mm 的转移灶

　　根据上述 TNM 分期结果，可以给出解剖分期/预后组别（具体如下），一般认为 0 期、Ⅰ 期、Ⅱ 期患者属于相对早期患者，而Ⅲ 期、Ⅵ期则属于相对晚期的患者，这个含义应该与患者自己定义的早期和晚期的定义更接近。

0 期	Tis	N0	M0
Ⅰ A 期	T1	N0	M0
Ⅰ B 期	T0	N1mi	M0
	T1	N1mi	M0
Ⅱ A 期	T0	N1	M0
	T1	N1	M0
	T2	N0	M0
Ⅱ B 期	T2	N1	M0
	T3	N0	M0
Ⅲ A 期	T0	N2	M0
	T1	N2	M0
	T2	N2	M0
	T3	N1	M0
	T3	N2	M0
Ⅲ B 期	T4	N0	M0
	T4	N1	M0
	T4	N2	M0
Ⅲ C 期	任何 T	N3	M0
Ⅳ期	任何 T	任何 N	M1

附件4　淋巴系统的医学定义

1. 概况

淋巴系统像遍布全身的血液循环系统一样，也是一个网状的液体系统。该系统由淋巴管道、淋巴器官、淋巴液组成。淋巴结的淋巴窦和淋巴管道内含有淋巴液，是由血浆变成，但比血浆清，水分较多，能从微血管壁渗入组织空间。淋巴器官包括淋巴结、脾、胸腺和腭扁桃体等，脾脏是最大的淋巴器官，脾能过滤血液，除去衰老的红细胞，平时作为一个血库储备多余的血液。淋巴组织为含有大量淋巴细胞的网状组织。

2. 功能

淋巴系统是人体的重要防卫体系，它与心血管系统密切相关。淋巴系统能制造白细胞和抗体，滤出病原体，参与免疫反应，对于液体和养分在体内的分配也有重要作用。

淋巴系统没有一个像心脏那样的泵来压送淋巴液。新的组织液将流入细胞间的空隙中的液体挤入淋巴管。动脉和肌肉的张缩也对淋巴液施加向前的压力。呼吸作用则在胸导管内造成负压，使淋巴液向上流而回到血液中去。

人受伤以后组织会肿胀，要靠淋巴系统来排除积聚的液体，恢复正常的液体循环。

3. 淋巴管道

根据淋巴管道的结构和功能特点，可分为毛细淋巴管、淋巴管、淋巴干和淋巴导管。

（1）毛细淋巴管

毛细淋巴管是淋巴管道的起始部，以膨大的盲端起始于组织间隙，收集多余的液体。其管壁由单层内皮细胞构成，内皮细胞间的间隙较大，无基膜和外周细胞，由纤维细丝牵拉，使毛细淋巴管处于扩张状态。因此毛细淋巴管壁的通透性较大，一些不易透过毛细血管的大分子物质，如蛋白质、细菌、异物、癌细胞等较易进入毛细淋巴管。毛细淋巴管分布广泛，除上皮、角膜、晶状体、牙釉质、软骨、脑和脊髓等处无毛细淋巴管外，遍及全身各处。

（2）淋巴管

淋巴管由毛细淋巴管汇合而成，管壁内面有丰富的瓣膜，可分为浅、深淋巴管两组。浅淋巴管位于浅筋膜内，与浅静脉伴行；深淋巴管位于深筋膜深面，多与深部的血管、神经等伴行。

（3）淋巴干

淋巴干由淋巴管汇合而成。全身各部的浅、深淋巴管汇合成9条淋巴干：收集头颈部淋巴的左、右颈干，收集上肢淋巴的左、右锁骨下干，收集胸部淋巴的左、右支气管纵隔干，收集下肢、盆部及腹部成对脏器淋巴的左、右腰干，收集腹部不成对脏器淋巴的肠干。

（4）淋巴导管

9条淋巴干汇集成2条淋巴导管，即胸导管和右淋巴管，分别注入左右静脉角。

胸导管是全身最粗大的淋巴管道，长30～40cm。其下端起自乳糜池。乳糜池通常在第12胸椎下缘到第1腰椎体的前面，是由左、右腰干及肠干汇合而成的梭形膨大。胸导管起始后经主动脉裂孔入胸腔，沿脊椎右前方上行，至第5胸椎高度向左侧斜行，然后沿脊柱左前方上行，出胸廓上口至颈根部，呈弓形弯曲注入左静脉角。胸导管在注入静脉角之前还接纳左颈干、左左锁骨下干和左支气管纵隔干。胸导管收集右下肢、盆部、腹部、左半胸部、左上肢和左半头颈部的淋巴，即全身3/4部位的淋巴。

右淋巴导管为一短干，长约1.5cm，由右颈干、右支气管纵隔干和右锁骨下干汇合而成，注入右静脉角。右淋巴导管收集右半颈部、右上肢、右半胸部等处的淋巴，即全身1/4部位的淋巴。

（5）淋巴结

淋巴在向心流动中要通过一系列的淋巴结。淋巴结 lymph node 为圆形或椭圆形、大小不等的小体，一侧凸隆，另一侧凹陷，凹陷中央处为淋巴结门。与淋巴结凸侧相连的淋巴管称输入淋巴管，数目较多。出淋巴结门的淋巴管为输出淋巴管。淋巴结一般成群存在于较隐蔽的部位和胸、腹腔大血管附近。淋巴结的主要功能是滤过淋巴、产生淋巴细胞和参与免疫反应。了解局部淋巴结的位置、收集范围和引流去向，对临床诊断和治疗有一定意义。

全身各部的主要淋巴结：

1）头颈部的淋巴结　下颌下淋巴结，颈外侧浅淋巴结，颈外侧深淋巴结。

2）上肢淋巴结　腋淋巴结。

3）胸部的淋巴结　支气管肺淋巴结，气管支气管淋巴结，气管旁淋巴结。

4）下肢的淋巴结　腹股沟浅淋巴结，腹股沟深淋巴结。

5）盆部的淋巴结　髂外淋巴结，髂内淋巴结，髂总淋巴结。

6）腹部的淋巴结　腰淋巴结，腹腔淋巴结，肠系膜上淋巴结，肠系膜下淋巴结。

沿着毛细淋巴管有100多个淋巴结或淋巴腺，身体的颈部、腹股沟和腋窝特别密集。每个淋巴结里有一连串纤维质的瓣膜，淋巴液就从此流过，滤出微生物和毒素，并加以消灭，以阻止感染蔓延。

当病原体侵入人体发生感染时，淋巴结会肿大疼痛。像喉咙发炎时，会在颏下摸到肿块，那就是淋巴结。炎症消失后淋巴肿块也会自然缩小。

附件5　乳腺癌远处转移的常见部位和临床表现

● 骨转移。乳腺癌的骨转移以胸、腰椎和盆骨最常见，其次为肋骨、股骨等，骨转移病灶多为溶骨性改变，成骨性改变少见。脊柱转移时，肿瘤或其造成的压缩性骨折可压迫脊髓引起截瘫；长骨转移时，可发生病理性骨折，临床上表现为病变部位持续疼痛。

● 肺转移。乳腺癌细胞通过静脉血进入肺内，在肺毛细胞血管内停留、生长、形成转移灶，当肿瘤侵及肺组织的淋巴管和肺静脉时，可引起肺淋巴组织的转移。肺转移表现在临床上为咳嗽、气短、发绀。

● 肝转移。乳腺癌的肝脏转移早期症状不明显，少数病人有乏力、食欲减退等，易误诊；晚期可出现肝区疼痛。CT 检查及超声检查有助于早期发现肝转移。化疗及激素治疗效果不理想、预后差。

● 胸膜转移。乳腺癌肺部转移可发生胸膜转移，单纯胸膜转移者少见，临床表现为胸痛，胸腔积液，胸腔穿刺胸腔积液为血性。有时可找到癌细胞。治疗可用全身化疗，也可加胸腔注射药物化疗。

● 乳腺癌脑转移。乳腺癌脑转移，病人有头痛、恶心、呕吐、肢体感觉及运动障碍等中枢系统的表现，头颅 CT、MRI 是常规检查方法。有助于发现病灶，治疗可用头部放疗、脱水、激素等缓解症状，并可适当加用替莫唑胺等能透过血脑屏障的化疗药物，但疗效不佳。

附件6 BI-RADS 分级详细解释

1. 钼靶 BI-RADS 分级指南

0级：指根据现有的钼靶照片无法准确定义被检查者的钼靶分级，需要进一步加做钼靶照片、或者与以前的钼靶照片进行对比、或者加做乳腺彩超（有时候需要加做 MRI）、或者综合以上几种手段才能给出准确 BI-RADS 分级信息。

1级：正常乳腺或者存在正常改变的乳腺。

2级：能够明确定义为乳腺良性病变。

3级：乳腺良性病变可能性大，发生恶性病变的可能性低于2%。建议6个月之后复查钼靶照片，如果没有任何变化，建议12个月之后复查钼靶照片，如果没有任何变化，建议24个月之后复查钼靶照片，如果依然没有任何变化，可以考虑定义为 BI-RADS：2级，即能够明确定义为乳腺良性病变。

4级：又被细分为4A级、4B级、4C级。

4A级：乳腺肿物恶性可能性较小，但通常需要外科处理。常见的乳腺疾病包括纤维腺瘤、有一定恶变倾向的乳腺囊肿及乳腺脓肿等等。

4B级：恶性可能性较4A级较大，但也有可能为纤维腺瘤、脂肪坏死或者导管内乳头状瘤等良性疾病。无论如何，4B级乳腺病变需要给予外科治疗。

4C级：恶性可能性较4B级较大，通常表现为乳腺实性肿物边界欠清，或者出现簇状小钙化灶，需要尽快给予外科治疗

5级：乳腺肿物恶性可能性≥95%，通常表现为乳腺高密度肿物，边界欠清，或者出现大片簇状小钙化灶及乳腺肿物呈现明显毛刺征，需要在最短时间内安排外科治疗。

6级：已经明确诊断为乳腺恶性肿瘤的病变，但尚未接受手术、化疗、放疗等治疗。诊断明确的乳腺恶性肿瘤进行新辅助治疗观察疗

效时归为此类。

注：当双侧乳腺的 BI-RADS 分级存在差异时，那么最终结论要依据"最可疑病灶"所在侧进行诊断。例如，一侧乳腺明确定义为良性病变，而另一侧明确定义为可疑恶性病变，那么应该定义为 BI-RADS：4 级，即可疑恶性病变；当一侧乳腺定义为良性病变，而另一次乳腺定义为尚需要其他检查辅助明确诊断，那么应该定义为 BI-RADS：0 级，即无法定义病变性质，需要进一步检查。

2. 超声 BI-RADS 分级指南

超声 BI-RADS 分级指南是在钼靶 BI-RADS 分级指南的基础上发展起来的，时间较短，且超声诊断结果更加依赖医生的主观判断，因此尚需要更多临床实践检验和修订。

0 级：指根据现有的超声诊断结果无法准确定义被检查者的超声分级，需要进一步超声随访、或者与以前的超声结果进行对比、或者加做乳腺钼靶（有时候需要加做 MRI）、或者综合以上几种手段才能给出准确 BI-RADS 分级信息。

1 级：超声显示正常乳腺或者存在正常改变的乳腺。如果合并进行钼靶检查，且钼靶检查结果亦为阴性，那么可以认为存在乳腺恶性肿瘤的可能性 <2%。

2 级：能够明确定义为乳腺良性病变，通常包括单纯性乳腺囊肿、乳腺内典型淋巴结、乳腺植入物、典型手术后改变等等。

3 级：乳腺良性病变可能性大，发生恶性病变的可能性低于 2%。建议 6 个月之后复查乳腺彩超，如果没有任何变化，建议 12 个月之后复查乳腺彩超，如果没有任何变化，建议 12 个月之后复查乳腺彩超，如果依然没有任何变化，可以考虑定义为 BI-RADS：2 级，即能够明确定义为乳腺良性病变。

4 级：恶性可能性较 3 级大（3% ~ 94%），需要给予手术治疗；如果进行观察的话，超声发现肿物最大径增加 ≥20% 时需要立即给予手术治疗，如果最大径缩小≥20%可以降级定义为2级或3级。

　　5级：乳腺肿物恶性可能性≥95%，通常表现为乳腺低回声肿物边界欠清、成角或者呈棘伴后方回声衰减，需要尽快给予外科治疗。

　　6级：已经明确诊断为乳腺恶性肿瘤的病变。

附件 7　各种手术方式介绍

主要介绍五种手术方式：改良根治术、保乳改良根治术（也叫局部扩大切除 + 腋窝淋巴结清扫术）、改良根治术 + Ⅰ 期再造术、乳房单纯切除 + 前哨淋巴结活检术、局部扩大切除术。

● 改良根治术：是在 20 世纪 60 年代随着人们对疾病认识的不断变化出现的，之前还存在过根治术以及扩大根治术等手术方式。改良根治术的切除范围包括患侧乳房及腋窝淋巴结组织，手术范围相对较大，切除的彻底性较好，且经过了长时间的经验积累和验证。但由于切除了乳房及腋窝淋巴结组织，造成患侧外形不佳，在腋窝淋巴结清扫手术经验偏少的医院，可能会带来一些并发症，比如患侧神经损伤、患侧淋巴水肿等。

● 保乳改良根治术：是在切除乳腺恶性肿瘤后，再扩大切除瘤周部分正常乳腺组织进行病理检查，如果病理切缘阴性，则认为乳腺恶性病灶处理完成，同时腋窝也需要进行清扫。由于该术式保留患侧部分乳腺组织，术后必须进行放疗治疗，且局部复发率较改良根治术稍高，但是其腋窝并发症与改良根治术相同。大宗的研究资料表明，保乳患者一旦出现局部复发，再进行乳房全切，远期寿命和直接行改良根治术的患者没有显著性差别。那么保乳的条件是什么呢？目前一般的看法基本是患者有保留乳房的强烈意愿，肿瘤不太大，肿瘤距乳晕不太近，剩余组织能够保持乳房的外形，术中扩大切除后切缘病理阴性。保乳手术的禁忌证包括：肿瘤过大或距离乳晕太近，多中心病灶或范围弥散的病灶，术中扩大切除切缘阳性，存在放疗禁忌（如乳腺区域既往放疗史，患有胶原血管性疾病者）或不能保证可获得有效、充分的放疗（如妊娠期乳腺癌）。

● 改良根治 + Ⅰ 期再造术，是指在进行改良根治术后，运用自体肌皮瓣以及假体等整形外科手段，对患侧进行乳房再造。对外形要求强烈、但不具备保乳条件的患者，可以选择此类手术。它相对应的风险包括皮瓣坏死、假体包膜挛缩，以及再造外形不满意等整形外科风险。

- 乳房单纯切除＋前哨淋巴结活检术：是指在患者临床腋窝淋巴结阴性、并且腋窝淋巴结转移可能较小的情况下，在乳房切除的同时，利用示踪技术找到患侧腋窝的前哨淋巴结进行病理检查，若病理提示没有转移，则不再行腋窝淋巴结清扫术。前哨淋巴结活检并发症较腋窝淋巴结清扫为低，但各种原因导致的假阴性率问题依然存在，使得一些本应行腋窝淋巴结清扫的患者被遗漏。

- 局部扩大切除术：是指切除肿瘤及其周围的部分正常组织，不再行乳房全切及腋窝淋巴结清扫。由于各种原因无法耐受更大范围手术的患者，可选择此类手术。局部扩大切除术大部分在局麻下就可以完成，麻醉及手术风险小，但彻底性稍差。

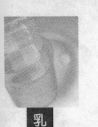

附件8　常见化疗药物和化疗方案

1. 不含曲妥珠单抗的联合方案

- TAC 方案

多西他赛	75mg/m^2	Ⅳ	d1
多柔比星	50mg/m^2	Ⅳ	d1
环磷酰胺	500mg/m^2	Ⅳ	d1

  （21 天为 1 个周期，共 6 个周期，所有周期均用 G-CSF 支持。）

- 密集 AC→密集紫杉醇方案

多柔比星	60mg/m^2	Ⅳ	d1
环磷酰胺	600mg/m^2	Ⅳ	d1

  （14 天为 1 个周期，共 4 个周期，所有周期均用 G-CSF 支持。）

  序贯

紫杉醇	175mg/m^2	Ⅳ3 小时	d1

  （14 天为 1 个周期，共 4 个周期，所有周期均用 G-CSF 支持。）

- AC→紫杉醇方案

多柔比星	60mg/m^2	Ⅳ	d1
环磷酰胺	600mg/m^2	Ⅳ	d1

  （21 天为 1 个周期，共 4 个周期。）

  序贯

紫杉醇	80mg/m^2	Ⅳ1 小时

  （每周 1 次，共 12 周。）

- TC 方案

多西他赛	75mg/m^2	Ⅳ	d1
环磷酰胺	600mg/m^2	Ⅳ	d1

  （21 天为 1 个周期，共 4 个周期。）

- AC 方案

多柔比星	60mg/m^2	Ⅳ	d1

环磷酰胺　　　　600mg/m²　　　Ⅳ　　　　d1

（21 天为 1 个周期，共 4 个周期。）

其他方案还有 FAC 方案、CAF 方案、CEF 方案等等，但相对用的少一些。

2. 含曲妥珠单抗的联合方案

● AC→T + 曲妥珠单抗方案

多柔比星　　　　60mg/m²　　　Ⅳ　　　　d1
环磷酰胺　　　　600mg/m²　　　Ⅳ　　　　d1

（21 天为 1 个周期，共 4 个周期。）

序贯

紫杉醇　　　　　80mg/m²　　　Ⅳ1 小时

（每周 1 次，共 12 周。）

加

曲妥珠单抗　　　4mg/kg Ⅳ，与第 1 次使用紫杉醇时一起用

随后

曲妥珠单抗　　　2mg/kg Ⅳ，每周 1 次，共 1 年；或者曲妥珠单抗 6mg/kg Ⅳ，每 3 周 1 次，在完成紫杉醇治疗之后应用，共 1 年。

（基线时、3 个月、6 个月和 9 个月时监测心功能。）

● 密集 AC→密集紫杉醇方案

多柔比星　　　　60mg/m²　　　Ⅳ　　　　d1
环磷酰胺　　　　600mg/m²　　　Ⅳ　　　　d1

（14 天为 1 个周期，共 4 个周期，所有周期均用 G-CSF 支持。）

序贯

紫杉醇　　　　　175mg/m²　　　Ⅳ3 小时　　d1

（14 天为 1 个周期，共 4 个周期，所有周期均用 G-CSF 支持。）

加

曲妥珠单抗　　　4mg/kg Ⅳ，与第 1 次使用紫杉醇时一起用

随后

曲妥珠单抗　　　2mg/kg Ⅳ，每周 1 次，共 1 年；或者曲妥

珠单抗 6mg/kg Ⅳ，每 3 周 1 次，在完成紫

杉醇治疗之后应用，共 1 年

（基线时、3 个月、6 个月和 9 个月时监测心功能。）

- AC→T + 曲妥珠单抗方案

多柔比星　　　　60mg/m²　　　　　　Ⅳ　　　　　d1

环磷酰胺　　　　600mg/m²　　　　　　Ⅳ　　　　　d1

（21 天为 1 个周期，共 4 个周期，所有周期均用 G-CSF 支持。）

序贯

紫杉醇　　　　　175mg/m²　　　　　Ⅳ3 小时　d1

（21 天为 1 个周期，共 4 个周期，所有周期均用 G-CSF 支持。）

加

曲妥珠单抗　　　4mg/kg Ⅳ，与第 1 次使用紫杉醇时一起用

随后

曲妥珠单抗　　　2mg/kg Ⅳ，每周 1 次，共 1 年；或者曲妥

珠单抗 6mg/kg Ⅳ，每 3 周 1 次，在完成紫

杉醇治疗之后应用，共 1 年

（基线时、3 个月、6 个月和 9 个月时监测心功能。）

- TCH 方案

多西他赛　　　　75mg/m²　　　　　　Ⅳ　　　　　d1

序贯

卡铂　　　　　　AUC6　　　　　　　 Ⅳ　　　　　d1

（21 天为 1 个周期，共 6 个周期。）

加

曲妥珠单抗　　　4mg/kg，第 1 周

随后

曲妥珠单抗　　　2mg/kg，共 17 周

随后

曲妥珠单抗　　　　6mg/kgⅣ，每 3 周 1 次。前后总共 1 年
（基线时、3 个月、6 个月和 9 个月时监测心功能。）

其他方案还有多西他赛＋曲妥珠单抗→FEC、化疗序贯曲妥珠单
抗、AC→多西他赛＋曲妥珠单抗等等，但相对用的少一些。

附件9　赫赛汀的作用机制

　　赫赛汀（曲妥珠单抗）是一种在细胞外能直接对抗 HER-2 蛋白的抗体，赫赛汀无免疫原性、应用于人体后不会产生其他抗体。赫赛汀是第一个直接针对细胞外 HER-2 受体的单克隆抗体，也是第一个应用于乳腺癌临床研究，并被证实有效的生物治疗药物。作为 HER-2 的单克隆抗体，赫赛汀在乳腺癌中的应用价值通过了美国 FDA 的认证，已经在临床上广泛应用于 HER-2 过表达的乳腺癌和卵巢癌的患者。

　　赫赛汀对 HER-2 过表达的乳腺癌的治疗作用主要通过两条途径：①赫赛汀与 HER-2 受体有很好的亲和力，并能产生细胞毒作用，从而能有效抑制人体内 HER-2 受体高表达的乳腺癌细胞的生长，对 HER-2 受体表达正常的细胞却无作用。打个比方就是：没有应用赫赛汀之前，人体内的警察细胞不知道谁是坏人（肿瘤细胞）谁是好人，应用赫赛汀后，赫赛汀给高表达 HER-2 的肿瘤细胞贴上坏人的标签，这样人体内的警察细胞就知道了谁是坏人，并消灭它们。②赫赛汀能特异性结合 HER-2 蛋白，抑制 HER-2 酪氨酸激酶信号传导系统。打个比方，就是给细胞内发布信号的司令部被赫赛汀占据，使其信号发布通路瘫痪，肿瘤细胞内部接受不到司令部的指令，就无法正常工作。